DESINTOXICAR E RELAXAR

Rüdiger Dahlke

DESINTOXICAR E RELAXAR
Caminhos Naturais de Purificação

Tradução
ZILDA HUTCHINSON SCHILD SILVA

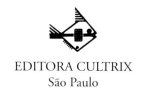

EDITORA CULTRIX
São Paulo

Título original: *Entschlacken, Entgiften, Entspannen.*

Copyright © 2003 Heinrich Hugendubel Verlag.

Publicado mediante acordo com a Heinrich Hugendubel Verlag.

Todos os direitos reservados. Nenhuma parte deste livro pode ser reproduzida ou usada de qualquer forma ou por qualquer meio, eletrônico ou mecânico, inclusive fotocópias, gravações ou sistema de armazenamento em banco de dados, sem permissão por escrito, exceto nos casos de trechos curtos citados em resenhas críticas ou artigos de revistas.

A Editora Pensamento-Cultrix Ltda. não se responsabiliza por eventuais mudanças ocorridas nos endereços convencionais ou eletrônicos citados neste livro.

Dados Internacionais de Catalogação na Publicação (CIP)
(Câmara Brasileira do Livro, SP, Brasil)

Dahlke, Rüdiger
    Desintoxicar e relaxar : caminhos naturais de purificação / Rüdiger Dahlke ; tradução Zilda Hutchinson Schild Silva. -- São Paulo : Cultrix, 2006.

    Título original: Entschlacken, Entgiften, Entspannen.
    Bibliografia.
    ISBN 85-316-0940-2

    1. Intoxicação 2. Medicina alternativa 3. Relaxamento 4. Resíduos nocivos - Purificação 5. Saúde - Promoção I. Título.

06-3802
                                        CDD-363.72876

Índices para catálogo sistemático:
1. Desintoxicação de resíduos nocivos : Problemas sociais   363.72876
2. Resíduos nocivos : Eliminação e purificação : Problemas sociais   363.72876

O primeiro número à esquerda indica a edição, ou reedição, desta obra. A primeira dezena à direita indica o ano em que esta edição, ou reedição, foi publicada.

Edição	Ano
1-2-3-4-5-6-7-8-9-10-11	06-07-08-09-10-11-12-13

Direitos de tradução para o Brasil
adquiridos com exclusividade pela
EDITORA PENSAMENTO-CULTRIX LTDA.
Rua Dr. Mário Vicente, 368 — 04270-000 — São Paulo, SP
Fone: 6166-9000 — Fax: 6166-9008
E-mail: pensamento@cultrix.com.br
http://www.pensamento-cultrix.com.br
que se reserva a propriedade literária desta tradução.

Impresso em nossas oficinas gráficas.

Sumário

Prefácio 11

Introdução. 13
Os aspectos psíquicos como base do livro 14
Como tratar os diferentes âmbitos no caso das doenças . . 15
Descontraia o corpo e a alma 16
   A importância da seqüência na desintoxicação. 17
   A ofensa e o ressentimento como exemplo de intoxicação
   psíquica 18
   O veneno do medo. 19

Do ritmo natural do jejum para a sociedade
da fartura 23
Efeitos nocivos da civilização. 24
Será o jejum um meio total de cura para as doenças
crônicas? 25
A tendência social e o jejum 25
A história do jejum cristão 27
   Sucos nutritivos para o jejum 28
   A igreja segue a tendência principal 30
Regras externas *versus* responsabilidade pessoal 30
   Seguir receitas é conveniente. 31
   O jejum ajuda a assumir responsabilidade por si mesmo. 32
"A dose faz o veneno" 34
Amálgama — lixo especial nos nossos dentes? 35
Desintoxicação geral 37

Eliminação dos resíduos — a base de uma vida saudável 39

Até que ponto estamos cheios de resíduos nocivos? 39

Alimentação 40

Alimento dietético perigoso: a proteína 41

Quando há sedimentação de excesso de resíduos 42

Métodos para deter a formação de resíduos 42

Irradiação dos telefones celulares e como escapar do problema 43

O fumo como exemplo 46

Problemas relativos ao peso 49

Como despertar os próprios instintos outra vez 51

Gozar com todos os sentidos 52

A força curativa das frutas aclimatadas 52

Alimentação consciente para o corpo e a mente 53

Carne — um prazer duvidoso 55

O objetivo é o equilíbrio 56

"O azedo não é divertido" — alimentação sem bases.... 57

A acidez demasiada do corpo e as suas conseqüências ... 58

Soltar — a oportunidade de libertar-se 61

Libertar-se em todos os âmbitos 62

As qualidades terapêuticas da água 63

Soltar-se e cair sem medo 64

Outras medidas de desintoxicação e de limpeza de resíduos nocivos 67

Meditações orientadas para a purificação interior 67

O hatha-yoga eleva o fluxo de energia 69

O Qi Gong traz harmonia à vida. 69

A respiração controlada 71

Os berços de kundalini 72

O berço do infinito 76

Banhos de orgônio para a remoção da acidez, a limpeza dos resíduos nocivos e a regeneração 77

Como construir um campo ideal para as curas de purificação 78

O tempo e o lugar corretos 79

Rituais religiosos comuns	80
O jejum como ritual	81
A influência da Lua no jejum.	71
O momento ideal para uma cura de limpeza de	
resíduos nocivos é pessoal	82

Água, sal e pão

Água, sal e pão	85
O efeito purificador da água	85
Estruturas misteriosas.	86
A água como elemento primordial do ser humano	87
Qualidade duvidosa da água potável	87
Precisamos mesmo de água mineral?	88
Filtre e energize a água encanada	90
O sal da vida	92
O pão	94

Jejum especial: desintoxicar e limpar o organismo dos resíduos nocivos

Jejum especial: desintoxicar e limpar o organismo dos resíduos nocivos	99
A cura pelo jejum	99
O jejum regular pode tornar o médico supérfluo.	100
Os efeitos espirituais e físicos andam lado a lado	101
Método prático para o jejum	102
Quem pode e quem não pode jejuar?	103
Apenas evasivas?	104
Em caso de dúvida, jejue sob orientação competente	105
O jejum de Hildegard	105
O jejum com sucos	106
Dieta de frutas	107
A cura Breuss	108
A cura do pãozinho de leite segundo F. X. Mayr	109
Dieta de batata e arroz.	110
A comida seletiva de Hay	110
O equilíbrio entre ácido e base	111
A terapia com a própria urina	113

A limpeza do intestino como base para uma vida saudável

A limpeza do intestino como base para uma vida saudável	117
A lavagem intestinal	117
A hidroterapia do cólon	118

DESINTOXICAR E RELAXAR

Padma Lax 119
O método *Sunrider* 119

Desintoxicação do fígado e dos rins 123
A compressa para o fígado 123
A compressa de couve 124
O dente-de-leão 124
A alcachofra 124
A urtiga para purificação do sangue 125
O enriquecimento do oxigênio do sangue 125

Outros métodos de desintoxicação e limpeza
de resíduos nocivos 129
Os minerais de Schindele e a argila medicinal 129
O vinagre de maçã 130
Padma 28 130
Os banhos de lixívia 132
Suar na sauna 133
O *tepidarium* 134
O banho com calor ascendente nos pés 134
Escova a seco 135
Os usos da terapia de Kneipp 136

Reflexão final 139
Bibliografia, cassetes e CDs 142

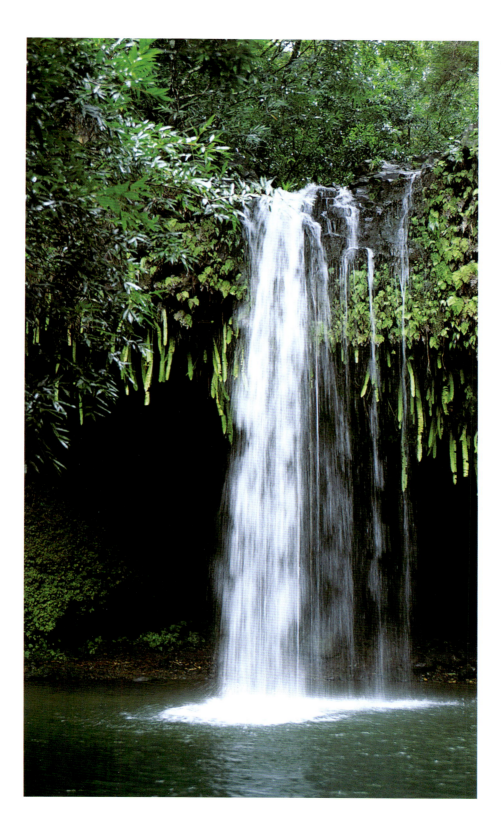

Prefácio

Há 30 anos falamos insistentemente sobre os perigos dos pesticidas criados pelo homem. Os produtos químicos de longa vida não contaminam apenas a natureza; essas substâncias também se concentram no corpo humano. Desde então, as pesquisas feitas com o leite materno e os tecidos gordurosos humanos comprovaram a medida da nossa contaminação. Até no corpo de pessoas de regiões distantes já se encontram doses altas de produtos químicos sintéticos de longa vida, como o DDT, a dioxina ou os bifenis policlorados.

Não é somente o nosso meio ambiente que é atingido por todas as substâncias nocivas possíveis. Este livro mostra com quais medidas podemos livrar-nos dessas substâncias venenosas.

As mães transmitem essas substâncias químicas e os metais pesados aos seus filhos já na gestação. Desse modo, toda a população está sob a influência de produtos químicos que, a partir dos estudos em animais, sabemos ser muito venenosos; em muitos casos, os efeitos maléficos até mesmo se somam.

A ciência ainda está engatinhando nesse caso e o nosso conhecimento sobre a essência e a grandeza dessa ameaça certamente só será conhecido nos próximos anos. Até então não está claro como esses grandes agravos ao meio ambiente podem ser eliminados do corpo por meio da medicina tradicional.

Neste livro, todos os procedimentos naturais conhecidos de cura serão examinados, verificando-se até que ponto eles estão em condições de remover as substâncias nocivas do corpo. O grande mérito da medicina experimental é ter pesquisado esses procedimentos por muitas gerações. No momento, não é importante provar os inter-relacionamentos científicos exatos. Decisivos são os sucessos terapêuticos. No tratamento dos males ambientais crônicos do futuro, não se deve levar em consideração apenas as terapias materiais, mas muito mais buscar os efeitos no âmbito energético.

Para o grande número de pessoas que adoeceram por motivos ambientais, este livro é um conselheiro valioso, pois pode ajudá-las a experimentar melhoras ou a cura. Isso em grande medida também significa lidar com a própria doença e decidir por si mesmo o que alivia ou cura terapeuticamente. A partir disso, o livro é muito adequado para fazer algo pela própria saúde, caso em que os diversos procedimentos do jejum são especialmente descritos.

Eu desejo muito sucesso para as pessoas saudáveis e, principalmente, para as pessoas doentes.

Prof. Dr. Volker Zahn
(médico ginecologista e ambientalista)

Introdução

Sem indícios de provocar grande perturbação, como seria de esperar, um comentarista de notícias anunciou há alguns anos a soma dos prejuízos financeiros da alimentação errada dos cidadãos alemães: mais de 50 bilhões de euros por ano. O que é mais perturbador nos resultados dessa pesquisa é que não se trata aqui de quaisquer envenenamentos, mas exclusivamente do acúmulo de resíduos devido ao excesso de peso e às conseqüências médicas resultantes disso.

Comer menos e de modo mais saudável e manter períodos regulares de jejum, não só elevam a expectativa de vida como melhoram a sua qualidade.

Nesse contexto, o escritor norte-americano Leon Chaitow relatou perturbadoras pesquisas com animais, cujos resultados foram assustadoramente claros. Os pesquisadores alimentavam as cobaias com alimentos usados pelos norte-americanos, pelos alemães e pela maioria dos cidadãos do assim chamado Primeiro Mundo. Assim, eles não só reduziam a expectativa de vida dos animais em um terço, mas também provocavam sua dolorosa morte pelas doenças da civilização, da qual são vítimas a maioria das pessoas das nossas sociedades supostamente tão civilizadas. Na verdade, Chaitow interessava-se pelo efeito contrário, exatamente pela elevação da expectativa de vida. Então ele descobriu que existia uma medida muito eficaz: a redução de custos com o uso de alimentos integrais, com períodos intercalados de fome, elevava em um quarto a expectativa de vida dos animais.

Os resultados de testes com animais raras vezes podem ser transferidos para os seres humanos. Mas nesse caso é o que parece acontecer. A alimentação integral com períodos intercalados de jejum é a única medida realmente digna de confiança também para o prolongamento da vida das pessoas. Não é só a quantidade de anos a serem vividos que se pode prolongar des-

Em numerosas publicações eu já descrevi como os aspectos mental e psíquico são importantes no tratamento dos problemas físicos. Você encontrará indicações bibliográficas minuciosas no final deste livro.

se modo; a sua qualidade também melhora perceptivelmente. Uma pessoa do assim chamado Primeiro Mundo cuja expectativa estatística de vida é de cerca de 70 anos está, então, diante da escolha: transformá-la em 93 (+ 33%) ou então em 53 (−25%) anos. A "pequena diferença" de 40 anos deve levar-nos a pensar que se trata aqui da metade de uma vida. Isso sem levarmos em conta a impossibilidade de compararmos a qualidade de ambos os extremos.

Os aspectos psíquicos como base do livro

Em livros anteriores, como *A Doença como Linguagem da Alma* e *A Doença como Símbolo,* o significado psíquico dos quadros mórbidos já foi mostrado detalhadamente, o que não será repetido aqui. Mas devemos indicar que esse modo de lidar com os problemas pode e deve dar uma contribuição decisiva para a desintoxicação, caso se pretenda que os resultados sejam duradouros. Em antigos sistemas tradicionais de cura, como talvez no oriental, enfatiza-se o significado superior dos âmbitos espiritual e psíquico. Neste ponto eu quero me referir àquela bibliografia, cuja filosofia consiste na base deste livro, que pode facilitar essencialmente os passos para um futuro limpo e consciente, e que empresta, sim, a necessária profundidade a muitas das medidas práticas abordadas.

Em primeiro lugar, indico o livro *Gewichtsprobleme* [Problemas de peso] que vai ajudar a decifrar os modelos por trás das camadas supérfluas das gorduras — o excesso de peso é uma das formas mais freqüentes de sedimentação de resíduos nocivos. O livro *Verdauungsprobleme* [Problemas Digestivos] explica as funções falhas na nossa maneira de digerir o mundo e mostra caminhos para sua melhor elaboração. Finalmente, devo mencionar também os livros *Bewusst Fasten* [O Jejum Consciente] e *Lebenskrisen als Entwicklungschancen* [As Crises da Vida como Oportunidades de Desenvolvimento]. Este último esclarece a problemática da libertação do ponto de vista psicológico e em correlação com as crises e transições da vida. A enciclopédia *A Doença como Símbolo* traz interpretações de todos os sintomas importantes e dos quadros mórbidos em ordem alfabética e, assim, pode ajudar a espiar por trás dos sintomas quais as medidas terapêuticas concretas que darão frutos.

Esse raciocínio não é reapresentado em cada ponto deste livro, pois este enfatiza sobretudo as medidas práticas. Mas ele é a base do nosso pensamento, mesmo que isso não apareça em cada uma das dicas práticas.

Quando falo em causas primordiais, estou mencionando aquelas que ficam em âmbitos intermediários — por assim dizer, entre o âmbito psíquico mais profundo e o físico. A medicina tradicional chinesa (MTC) trabalha com muito sucesso essa questão, na medida em que ela regulariza o fluxo energético: na MTC, reconhece-se a importância superior do âmbito psíquico. Nesse sentido, este livro também abre um espaço sobretudo às possibilidades práticas, mas sempre do ponto de vista de que os âmbitos psíquicos já tiveram as suas exigências superiores atendidas nos outros livros mencionados.

Como tratar os diferentes âmbitos no caso das doenças

Um exemplo pode deixar claro o inter-relacionamento entre os diferentes âmbitos. A pessoa que tem uma intoxicação física sente suas conseqüências numa função orgânica perturbada. Naturalmente, no âmbito inferior isso também tem a ver com o fato de ela ter captado momentaneamente demasiado veneno. Do mesmo modo, uma causa primordial de longo alcance muitas vezes pode ser encontrada na regulação falha do círculo funcional desse órgão. Mas isso não quer dizer que no âmbito psíquico correspondente não exista também uma constelação problemática, o que, por sua vez, leva a outra conduta falha. Somente quando se leva em conta também esse âmbito superior pode-se contar com um sucesso duradouro da desintoxicação e limpeza dos resíduos.

A desintoxicação no âmbito físico é importante, mas não é suficiente. A limpeza psíquica e energética é imprescindível para uma cura duradoura.

Quando apenas o órgão atingido é aliviado, sem que seja eliminado o ajustamento falho do corpo energético, trata-se de uma questão de tempo para o problema surgir outra vez. Já os tratamentos do sistema do fluxo energético vão mais fundo; no entanto, ainda são insuficientes se a problemática psíquica continuar inalterada, com a conduta resultante. Então, igualmente, o ajustamento falho logo surgirá outra vez, visto que ele é a expressão direta do âmbito superior e, assim, o órgão logo estará outra vez comprometido. Por outro lado, um ajustamento falho pode estar tão integrado, que resiste mesmo quando a problemática psíquica é resolvida. Então é imprescindível influenciar também o âmbito do ajustamento.

Limpar apenas o âmbito concreto do corpo certamente faz sentido, mas quase sempre só proporciona um alívio de curta duração. Avaliar essa limpeza como sem importância também não atinge o objetivo. Em última análise, é melhor começar pelo âmbito superior, para então continuar controlando até que ponto o organismo consegue ajudar a si próprio depois de estabelecer esses limites a partir de cima. Quando ele não está em condições ou não está em condições suficientes, outras ajudas têm de ser introduzidas, como as que serão amplamente mostradas neste livro.

Por sorte, diferentes métodos influenciam todos os âmbitos ao mesmo tempo, como o jejum; mas mesmo nesse caso é preciso prestar muita atenção para que ele não degenere numa dieta nula que só atinja o corpo. Onde só as saias e as calças ficam mais largas, mas não a consciência, a cura do jejum como um todo fracassou.

Descontraia o corpo e a alma

A descontração que merece esse nome só acontece quando o corpo e a alma trabalham de mãos dadas. O apoio mútuo é, então, simplesmente maravilhoso. Na psicoterapia, há anos, vemos como é muito mais fácil liberar os conteúdos do mundo subsconsciente quando, ao mesmo tempo, se providencia o esvaziamento do intestino no âmbito físico. Por sua vez, a psicoterapia também facilita a soltura concreta do intestino e muitas vezes empurra para a luz do dia as coisas que ultrapassaram as medidas convencionais da limpeza dos resíduos nocivos, e que ficaram por tanto tempo no intestino quanto as sombras correspondentes perturbaram a alma.

A importância da seqüência na desintoxicação

Numa época tão venenosa como a nossa, todos falam sobre a desintoxicação no âmbito puramente físico, embora ela só atinja um âmbito pequeno e pouco desenvolvido. Segundo a opinião dos antigos sistemas da medicina — como a medicina chinesa — é muito mais importante determinar os limites em âmbitos superiores, de tal maneira que as coisas não fujam ao controle no âmbito inferior do corpo.

Na desintoxicação, a seqüência é importante

Assim como o médico da antiga escola preferia dar conselhos para a orientação de vida no tempo certo em vez de fazer acupuntura, nós também devemos reconhecer que a consciência é superior ao corpo. O que está programado erroneamente no âmbito da consciência, sempre pode ser consertado no âmbito físico, mas acabará sempre descarrilando outra vez, porque a consciência rege o corpo. O conhecimento dessa inter-relação nos poupará de muito sofrimento, toxinas e custos. A voz popular sabe que é mais fácil limpar a escadaria de cima para baixo. Todo o resto, além de custar muito esforço, traz pouco resultado. Enquanto os nós não se desatarem realmente na consciência, eles voltarão ao corpo com tenaz perseverança. Mesmo que uma vez dê certo lutar no corpo contra eles com vassoura de ferro, eles tendem a ressurgir dentro de pouco tempo, com uma constância irritante. Quando, ao contrário, são definitivamente elaborados no âmbito psíquico superior, esse jogo de Sísifo termina. Então é possível libertar-se deles, definitivamente e com facilidade, também no âmbito físico. Em todo caso, a desintoxicação da alma deve ser classificada como muito superior à desintoxicação física, mesmo que numa época tão materialista como a nossa a avaliação geral seja certamente outra.

Isso explica por que mesmo a melhor e mais bem-sucedida limpeza intestinal não mantém a longo prazo o que ela e os seus partidários prometem. Analogamente, aqui também está o motivo por que os melhores programas de dieta, que só são executados por causa do desejo de perder peso, não podem estabilizá-lo a longo prazo. Enquanto o regulador do peso estiver estruturado de modo diferente no âmbito superior da consciência, o organismo como um todo fará todo o possível para reconquistar o peso anterior, possivelmente com uma camada adicional de gordura para estar armado contra futuros ataques à sua regulação precisa. Somente quando a regulação é reprogramada no âmbito da consciência, o peso ideal pode ser alcançado e, nesse caso, com qualquer dieta.

Podemos encontrar inúmeros exemplos desse tipo, que nos aconselham a primeiro resolver o verdadeiro problema no âmbito da consciência para então resolvê-lo facilmente no corpo.

A ofensa e o ressentimento como exemplo de intoxicação psíquica

Intoxicação psíquica causada pelo ressentimento

Talvez o exemplo mais disseminado do ressentimento causado pelas repreensões possa esclarecer isso. Quem guarda ressentimento em relação a uma outra pessoa por alguma coisa é quem carrega o fardo, não a outra pessoa a quem se quer mal. Na verdade, o tiro sai pela culatra. Queremos prejudicar alguém e, no entanto, prejudicamos principalmente a nós mesmos. Portanto, devemos perguntar se vale a pena guardar rancor por coisas que essa pessoa obviamente não quer aceitar nem ter por muito tempo. Pois, em geral, a pessoa a quem destinamos o pacote de censuras não faz menção de aceitá-las.

Assim como o correio devolve as cartas ao remetente, muitas pessoas desenvolvem uma espantosa insistência que lhes torna a vida difícil e muitas vezes até mesmo um inferno. Seria perceptivelmente melhor descarregar o fardo e certificar-se de que, mesmo com a maior boa vontade, não é possível devolvê-lo. Mas se o outro não quer a carga, por que então continuar a carregá-la e criar impedimentos por não largá-la? Em todos os casos devemos nos questionar se o objetivo do nosso ressentimento realmente vale esse esforço. Se não for esse o caso, e o perseguido nem sequer valer a pena desse empenho, é aconselhável largar o fardo, aliviar-se e continuar o caminho relativamente livre.

O único risco está no medo de que a vida daquele de quem não guardamos mais rancor possa ser melhor. Isso de fato é possível, mas numa medida muito menor do que o efeito que terá na nossa própria vida, de modo que não guardar ressentimento continua recomendável de todos os pontos de vista. O ressentimento em geral é pouco indicado e é melhor desistir dele. Na maioria das vezes, aquela pessoa de quem guardamos ressentimento não vai ter por isso uma vida pior, visto que ela percebe, em toda nossa valorização negativa, que nos ocupamos com ela. Essa ainda é uma forma de dedicação, mesmo que negativa e, subjetivamente, é sentida na maioria das vezes como melhor do que nenhuma.

O passo lógico seguinte que resulta disso é o do perdão ativo. Trata-se de uma desintoxicação das mais importantes, se é que não a mais importante. Isso se deve ao fato de aqui se atingir o mais elevado âmbito psíquico, no qual tudo pode ser esclarecido com mais eficácia do que talvez no tecido conjuntivo. Em todas as circunstâncias podemos medir ali o veneno — com métodos tão sutis como a eletroacupuntura —, mas é mais fácil senti-lo na alma e na consciência que é onde, sem dúvida, mais sofremos com ele.

O perdão ativo

Mas perdoar não é muito fácil, pois para o perdão desenvolver os seus maravilhosos efeitos libertadores ele não tem apenas de acontecer a partir de cima, mas precisa incluir um profundo processo psíquico. Desse modo, esses fardos antigos são liberados com eficácia num ritual e as energias assim liberadas são conduzidas por outros canais construtivos. A desintoxicação deve acontecer nesse âmbito superior da consciência e pode atuar em todos os âmbitos possíveis, a partir da ponta superior da hierarquia.

Algo semelhante acontece quando nos sentimos ofendidos. Quem é ofendido por outra pessoa é quem sofre por isso, e não a pessoa que ofendeu. Também nesse caso cabe questionar se a pessoa que não queremos perdoar de fato vale esse sacrifício importuno. Em regra, nem de perto fazemos tanto mal a ela quanto a nós mesmos. Trata-se do mesmo desequilíbrio que foi descrito com relação ao ressentimento. Na verdade, também aqui o risco é mínimo. Enquanto a desobrigação do suposto oposito continua muito duvidosa, a própria está assegurada. Conseqüentemente, oferece-se a solução por meio do perdão para esse estado de bloqueio psíquico. Quanto a isso, aqui também devemos pensar de preferência num ritual de desapego e de perdão.

O veneno do medo

Algo semelhante vale para o medo. Pouca coisa pode intoxicar e bloquear tanto uma vida como o medo. Quase todos sabem que

Os bloqueios da vida muitas vezes são acionados pelo medo

ele abrange uma problemática psíquica e, assim, quase nunca se comete o erro de procurar o medo no âmbito físico. Os nossos psiquiatras, orientados muito materialmente, e também a maioria dos médicos de família tentam tratar o medo com remédios no âmbito do corpo. Milhões de pessoas sentiram em si mesmas que os estados de alma abatidos com essas clavas químicas de modo algum são solucionados, mas banidos por determinado tempo para as profundezas da psique. À primeira vista, o sucesso é impressionante; no entanto, mais do que duvidoso à segunda vista. Enquanto isso, milhões de norte-americanos engolem corajosamente suas pílulas de Prozac; mas ainda chama a atenção o fato de entre eles amontoar-se um número assustador de suicídios aleatórios. Então, quando o medo reprimido durante muito tempo por meio de psicofármacos irrompe novamente, na maioria das vezes é muito tarde e, infelizmente, às vezes é tarde demais.

Por outro lado, o medo sem tratamento pode tiranizar de tal modo toda uma vida que a pessoa atingida é atormentada por ele mais do que parece possível, sobretudo pelos venenos materiais. Muitas experiências confirmam que os problemas não resolvidos do medo predispõem exatamente a envenenar a vida. Com medo, tudo se torna mais extenuante e difícil, e essa areia na engrenagem se parece com um veneno viscoso que se introduz em todas as atividades e as substitui por um sentimento mau de vida. A experiência chega a ir tão longe que a vida repleta de medo parece tender a coletar também os venenos materiais.

Nessas situações, mal acabamos de desintoxicar o âmbito físico com sucesso, já se junta outra vez no corpo tudo o que ele consegue captar. Quando, ao contrário, o aperto da alma se desfaz e se evade, por sua vez o organismo também parece ficar tão amplo, que deixa os venenos passar por ele e não os retém ou armazena por muito tempo.

Na psicoterapia, o pensamento conveniente é obstruído principalmente por duas barreiras. Por um lado, ainda existem muitas pessoas que confundem psicoterapia com psiquiatria e, sabendo que não estão loucas, juntamente com a psiquiatria também evitam a psicoterapia. Por outro lado, as formas eficazes de psicoterapia constituem um problema financeiro para muitas pessoas. Por sua vez, a previdência social realmente paga a opressora terapia comportamental e a cara psicanálise que raramente levam a curas concretas. Ao contrário, as psicoterapias do círculo da psicologia humanista e a muito eficaz terapia dos quadros mórbidos que se desenvolveu a partir da terapia da reencarnação no *Heil-Kunde-Zentrum Johanniskirchen*, quase não são subsidiadas. É por isso que se questionam alternativas realistas. O programa *Angst-freileben* [Viver livre do Medo] (libreto e CD) oferece uma possibilidade de você lidar com os seus problemas de medo com a energia própria, desde que eles não assumam maiores proporções.

Todo medo, em última análise, alimenta-se do medo da morte, que na maioria das vezes já é sentido pela primeira vez durante o parto, quando a criança teme pela sua vida no aperto do canal do parto. Assim sendo, o trauma não superado do parto, que ainda está inculcado nos ossos de muitos adultos, é uma fonte de sentimentos de *stress* e de estados de medo. Nesse caso, a terapia da reencarnação, em que o renascimento faz parte do próprio nascimento, pode oferecer uma ajuda valiosa. Uma vida sem medo é tão mais livre e satisfatória que todo esforço vale a pena.

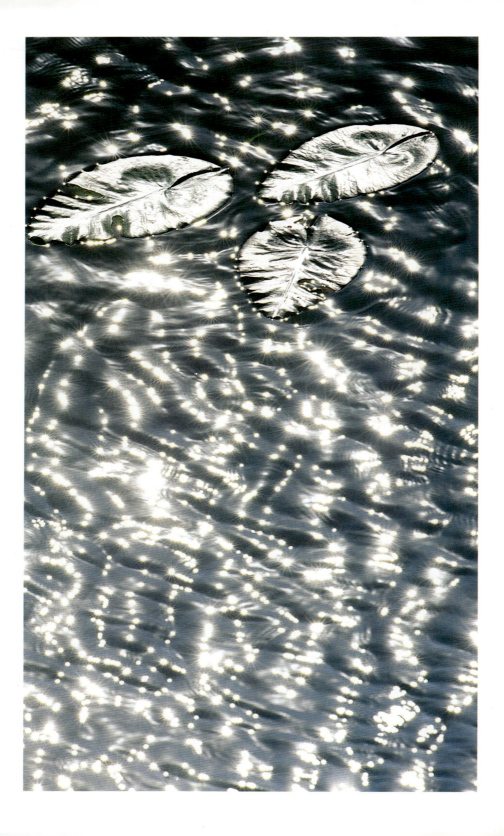

Do Ritmo Natural do Jejum para a Sociedade da Fartura

Diante da problemática da obesidade na nossa sociedade, é menos surpreendente que, independentemente da situação social, o tema "alimentação" seja altamente conjecturado há anos e as dietas vivam um rápido crescimento duradouro. O surpreendente é como a influência das dietas é pequena no tocante à expectativa de vida. Mais decisivo do que o que comer é a quantidade e, principalmente, o modo de comer. Essas pequenas partículas interrogativas estimulam e trazem à luz respostas muito simples e claras: é melhor comer com toda a calma, mastigando prazerosamente, sempre um pouco menos do que o apetite pede no momento. É melhor recorrermos aos alimentos mais simples e naturais possíveis.

Os problemas da obesidade na sociedade

Também é muito importante, de vez em quando, não comer nada, fazer jejum mesmo. O que se recomenda para o ano também vale para cada dia isolado: toda refeição deve encerrar um período de jejum de no mínimo 12 horas, como a palavra inglesa *breakfast* [literalmente, interromper o jejum] deixa muito claro.

Nesses períodos de calma o sistema digestivo pode recuperar-se e, principalmente, processar os antigos resíduos. Qualquer funcionário de escritório sabe como as fases de criação de ordem são essenciais, e, portanto, como é ruim quando elas deixam de existir: ele quase não chega a elaborar o que é mais importante, deixando continuamente para depois as coisas que podem ser adiadas. Então acontece um "acúmulo de resíduos nocivos", na escrivaninha e no organismo.

Uma escrivaninha como essa, em cujas gavetas e depósitos estão à espera velhos fardos assustadores, consciente ou inconscientemente enche seu dono de susto e ele tenderá a evitá-la. Um organismo carregado do mesmo modo com velhos fardos não ela-

Quando a escrivaninha está cheia de trabalho inacabado e o corpo de restos não devidamente digeridos, preferimos ignorar esse local.

borados enche seu dono de mal-estar e da tendência não de transformar um lugar tão hostil no centro da existência, mas, ao contrário, de ignorá-lo na medida do possível.

Efeitos nocivos da civilização

As pesquisas sobre as pausas voluntárias da alimentação ou jejum demonstram belos resultados com uma regularidade maravilhosa. O povo dos hunzas, no Himalaia, que ainda vivia isolado das bênçãos da civilização no início do século passado, ficou famoso exatamente desse ponto de vista. Obrigados todos os anos a um longo período de jejum em virtude das parcas condições de vida, os hunzas gozavam de uma saúde impressionante na primavera. O seu meio ambiente era bastante livre de produtos tóxicos e, sobretudo, caso pudessem acumular resíduos, eles eram queimados em cada primavera por meio do jejum. As pessoas não só viviam até idade avançada, como não apresentavam os sintomas típicos da civilização que perfazem a massa dos sofrimentos modernos. O enfarte do coração, o câncer, o reumatismo, a gota ou o diabetes eram tão desconhecidos como as alergias ou os distúrbios psíquicos, como o autismo. Os efeitos do estilo simples e natural de vida iam muito além dos interesses puramente de saúde — os hunzas não conheciam a criminalidade.

Quando a "civilização" invade os povos supostamente retrógrados, muitas vezes destroem-se estruturas sadias. Isso diz respeito ao âmbito físico, bem como ao âmbito social e religioso.

Infelizmente, o exemplo desse povo tornou-se especialmente convincente pelo fato de ele perder em tempo recorde todas as suas vantagens no que se refere à saúde, pois, com a abertura das estradas e a bênção da civilização, os alimentos são transportados por elas. Hoje os hunzas vivem numa situação tão lamentável como a maioria das pessoas dos países em desenvolvimento. Naturalmente, em tudo isso não devemos esquecer que os hunzas sacrificaram aos poucos todas as bênçãos do seu modo religioso original de vida às bênçãos da vida moderna. Nisso reside a raiz de seu sofrimento atual, que não deve ser subestimado.

Vemos esse fenômeno por todas as partes do assim chamado Terceiro Mundo. A queda das antigas estruturas sadias anda lado a lado com uma suposta alimentação "melhor". As estruturas religiosas ampliadas, os antigos ritos e seus usos são reprimidos pelos costumes modernos. A modificação da alimentação não é mais a única causa primordial da queda da saúde; a alimentação em si mesma também é e continua sendo um bom espelho da situação geral de uma população, especialmente quando levamos em conta que o jejum sempre inclui uma desintoxicação e limpeza dos resíduos psíquicos e espirituais.

Será o jejum um meio total de cura para as doenças crônicas?

Essas observações permitem supor que também para os homens modernos se oferecem soluções simples. A reanimação do antigo período de jejum cristão quase pôde eliminar, em tempo perceptível, quadros mórbidos como a gota e o reumatismo, o diabetes senil e a hipertensão. Ao enfarte cardíaco tira-se o campo de cultura e o terreno do câncer no mínimo é notavelmente prejudicado.

Neste ponto naturalmente impõe-se a pergunta: como pode ser que uma medida tão simples, eficaz e, além disso, tão barata não se espalhe outra vez por todo o mundo? Por que os milhares de pesquisadores não se lançam sobre esse tema e examinam as enormes oportunidades de restabelecimento da saúde ou, ao menos, as possibilidades de economia para o sistema da saúde?

Essas perguntas em certa medida são ingênuas e os motivos para que algo assim não seja uma tendência são muitos. Os pesquisadores querem ser pagos e, como esse pagamento é amplamente feito pela indústria farmacêutica, eles só pesquisam o que favorece essa indústria. Por exemplo, a abundância de remédios geriátricos para a irrigação sangüínea é útil para a indústria, mas não beneficia as pessoas idosas, de cuja confiança realmente abusa. Uma reativação do período cristão do jejum, no entanto, traria muito mais prejuízos para a indústria e destruiria milhares de locais de trabalho na entidade da saúde; mas nos ajudaria — na verdade, de modo significativo, porque não precisaríamos mais das correspondentes instalações, como, por exemplo, as muitas clínicas que tratam o reumatismo.

A tendência social e o jejum

Conjectura-se muito nas dietas que, segundo podemos verificar, não têm muita eficácia ou não têm nenhuma. Mesmo os conceitos perigosos de dieta não têm um número suficiente de adeptos. Enquanto houver alguma coisa a fazer, o homem civilizado parece satisfeito, mesmo que não haja eficácia.

> No sentido mais profundo e, com isso, também no religioso, o jejum consciente exige muito mais do que deixar de comer e, para as pessoas de orientação material, este "mais" é de difícil compreensão. Mas, antes de tudo, o jejum não se enquadra no atual conceito da medicina.

O ritual do jejum é um componente concreto de toda religião. Nos tempos antigos, servia como um grande apoio para os homens; mas hoje o jejum é praticado de um modo que muito mais prejudica o espírito e o corpo.

O conceito desenvolvido por Paul Watzlawick de "mais do mesmo" é perigoso porque realmente não modifica nada, mas é bem conhecido pelas pessoas modernas dominadas pelo pensamento racional masculino. Isso nos remete à tendência de continuar sempre nos mesmos trilhos, apenas para não ter de mudar de pensamento. Somente quando não há mais nada a fazer, a situação torna-se desagradável para nós. Na atual "medicina de empreendedores" a expressão "Não há mais nada a fazer" é o mesmo que uma sentença de morte; contudo, poderia ser a chave para o regresso na direção da cura.

No jejum de fato não há praticamente nada a fazer; paramos de comer (continuando a beber suficientemente). Na maioria das vezes, nem precisamos de um médico. Os hunzas jejuavam sem médico, integrados na sua tradição religiosa e confiavam na ajuda natural do seu meio ambiente. Uma coisa assim é totalmente contrária à nossa "sociedade de empreendedores" e não faz parte da tendência da assim chamada corrente principal.

O deixar acontecer, que é tão importante no jejum, ainda tem muito poucos adeptos entre nós. Esperamos que este livro fortaleça correspondentemente a tendência que lentamente começa a chamar a atenção. Sem dúvida, não se pode deixar de notar que cada vez mais pessoas, especialmente mulheres, reconhecem a importância de se descontraírem. As palavras mágicas desintoxicar e limpar os resíduos nocivos ainda são válidas e devem ser entendidas como os pólos opostos de intoxicar e encher de resíduos. Elas só alcançam a verdadeira profundidade por meio do desapego e da confiança que vibra junto com o deixar acontecer.

Apenas uma mudança de tendência pode realizar os milagres necessários. Quase toda religião conhece o jejum e o usou como ritual em seu tempo de florescência para apoiar as pessoas em seu caminho. Com ele o espírito era elevado, a alma era libertada e, além disso, o corpo era purificado. Hoje podemos avaliar o estado de uma religião pela maneira como lida com as práticas e os exercícios e, especialmente, pela sua compreensão do jejum. Quando o Islã ainda estava ligado às suas raízes, a guerra sagrada era compreendida como um acontecimento interior, uma luta contra o próprio ego, e o *Ramadã* ainda era um verdadeiro mês de jejum. Enquanto o sol estava no céu não se comia nada e, quando ele desaparecia atrás do horizonte, as pessoas iam se deitar. Ao contrário, a moderna tática islâmica de entregar-se ao gozo da fartura depois do pôr-do-sol e de ressarcir-se dos prazeres recusados durante o dia é nociva para o corpo, polariza a alma penalizada e fanatiza o espírito. No efeito final, realmente consegue-se quase o oposto exato da intenção original.

A história do jejum cristão

No âmbito cristão, a história do jejum é igualmente deprimente. Aqui ela deve ser esquematizada de modo exemplar, a fim de indicar os perigos à espreita num âmbito tão sensível, mesmo com as melhores intenções. Como no Islã, também logo nos chocamos com a deturpação e a inversão das intenções originais sublimes, chegando, ao contrário, a um fenômeno que ocorre em todas as religiões que não lidam com a polaridade de modo consciente e atento. Antes de se darem conta, aterrissam no pólo oposto. Assim acontece no cristianismo, que, como religião do amor, propagou a Inquisição durante séculos e executou milhões de pessoas em nome de Deus, principalmente mulheres, da maneira mais brutal.

Até hoje vemos como as festas cristãs, que devem servir à reflexão sobre os valores interiores das pessoas, degeneram em orgias de comilança e consumo. As últimas custam a vida de milhões de criaturas; basta pensarmos no Natal, a festa da paz e da esperança, que entre outras coisas transformou-se num festival de matança das aves típicas da época. Podemos perguntar o que os perus e patos fizeram contra o Salvador, ou o que pensam sobre esses excessos os fiéis de uma religião que venera São Francisco de Assis.

A história do jejum até parece nos divertir e, como sempre, tudo começou inocentemente: os que impuseram aos antigos cristãos períodos especialmente longos de jejum da Quarta-feira de Cinzas até o Domingo de Páscoa, certamente impediram a disseminação da religião e, assim, os políticos da igreja se compadeceram dos leigos e restringiram o ritual aos conventos.

Sucos nutritivos para o jejum

Os monges, então, de modo humano, dedicaram-se esforçadamente a retirar a dureza das regras rígidas a fim de reformá-las e melhorá-las. Quem tivesse apenas de beber durante um tempo tão longo, ao menos tinha de ingerir sucos nutritivos para o seu bem-estar e, assim, no espaço ocupado pela Baviera, as cervejarias dos conventos tiveram o seu progresso. A cerveja provou ser tão saudável que logo era ingerida fartamente durante o ano inteiro; e continuou-se a procurar uma bebida especial para amenizar sobretudo as dificuldades do período de jejum. Assim chegou a hora do parto da cerveja preta, que com suas raízes dava vibração especial ao período de jejum de quarenta dias. Ainda hoje, cerveja preta e período de jejum se identificam. Em Munique, em toda Quarta-feira de Cinzas é encenado um ritual impressionante na Baviera, quando é engarrafada a famosa cerveja preta, a Salvator. Como sempre, então o "Cristo Salvador" (Salvator) jorra dos grandes tonéis de cerveja e mostra a verdadeira pretensão do período de jejum, que é encher as barrigas humanas de cerveja no mais verdadeiro sentido do termo.

Na Baviera católica, os monges que faziam cerveja eram muito criativos no sentido de tornar o período de jejum agradável para eles. A nutritiva cerveja preta compensava com êxito a renúncia à alimentação sólida.

Entusiasmados e fortalecidos com essas reformas, os monges posteriormente descobriram que o jejum poderia significar apenas não comer carne. Comidas à base de farinhas altamente calóricas logo enriqueceram bastante os tempos magros. Elas, por sua vez, visavam às barrigas, mas deixavam totalmente insatisfeitas as necessidades espirituais. Enquanto isso, não podemos furtar-nos sobretudo da impressão de que os políticos cristãos da Igreja visavam à barriga em sua tentativa de dirigir toda a energia do submundo do baixo-ventre para o coração. A Igreja resolveu também que o peixe não é carne e, assim, podia ser consumido com a consciência tranqüila durante o período de jejum. Os pescadores tinham uma situação de mercado e a época da paixão (latim; *passion* = sofrimento) pela primeira vez provocou sofrimento no reino animal. A "reforma" mais malcriada do período de jejum colocou-se até mesmo acima da ciência, e anunciou que tudo o que nadasse devia ser considerado peixe; assim, os monges da Baviera se sentiram convocados a comer até mesmo castores.

Assim sendo, a tradição do jejum foi abolida, a não ser por algumas palavras grosseiras. Realmente, alguns fenômenos marginais "agradáveis" foram preservados. Hoje, quando os cristãos comem muito durante todo o período do jejum cristão e realmente comem peixe em vez de carne na Sexta-feira Santa, isso certamente não é nenhum caminho para as experiências espirituais. Elas não só passam longe do espírito, mas também não trazem alívio para a alma nem desintoxicação e limpeza de resíduos nocivos para o corpo.

Afinal, um período de jejum como esse chegou ao oposto da tradição original do jejum. As iguarias doces à base de farinha enchem o organismo de resíduos, as orgias de carne intoxicam os tecidos, a ingestão excessiva de bebidas alcoólicas, justamente no período de jejum, arruína o cérebro e o fígado. O resultado é um homem civilizado obeso, inchado, facilmente confuso e perturbado de várias maneiras na sua superabundância, o oposto exato da desejada pessoa despreocupada, espiritualmente realizada.

No decurso dos séculos, a tradição cristã do jejum foi levada ao absurdo. Em vez da limpeza e da renúncia à otimização, fez-se de tudo para estabelecer as regras do jejum de modo que se pudesse comer com tanta abundância quanto possível.

Essas reformas originais, certamente bem-intencionadas, não foram úteis a ninguém, se desconsiderarmos o crescente movimento comercial da indústria de carnes; mas, ao contrário, prejudicaram a quase todos. Elas sacrificam prematuramente muitos animais por meio de uma morte horrível e, infelizmente, a uma observação mais acurada, também as pessoas que participam da orgia da carne. Pois também elas sacrificam prematuramente a sua vida no altar de um ideal de progresso que ficou preso ao plano material e que, afinal, não traz mais vantagens reais para ninguém há muito tempo.

A igreja segue a tendência principal

Para que pode servir uma observação tão minuciosa do desenvolvimento cristão do jejum que, além disso, se assemelha muito ao islâmico? Ela mostra de modo exemplar, diante dos nossos olhos, para onde conduzem as reformas quando o objetivo se perde de vista. Mas ela também mostra de maneira típica a posição atual da argumentação e espiritualidade cristã. Da parte das Igrejas, não se deve esperar nenhuma mudança aqui; elas se adaptaram demais ao espírito da época e refletem a inércia da maioria social. Nem mesmo a perda dramática cada vez maior de futuros membros pode induzi-las a tornar-se novamente essenciais e a aproximar-se da essência de sua fé. É provável que a solução não parta de cima ou de fora, mas apenas de dentro, de cada indivíduo isolado. Sugestões externas de solução somente parecem fazer efeito quando estão em ressonância com as internas.

Regras externas versus responsabilidade pessoal

Toda receita, toda regra é boa e correta para alguém. Se isso se aplica ao seu caso, é você mesmo quem tem de descobrir; isso ninguém pode lhe dizer.

A maioria das pessoas não quer emancipar-se de regras e mandamentos, mas, ao contrário, busca por eles, torcendo as mãos em desespero. Durante décadas, permitimos que regras especiais de alimentação azedassem a nossa vida, como aquela que aconselhava o homem a comer como um rei pela manhã, como um cidadão na hora do almoço e como um mendigo à noite. Essa receita, com a qual os pais arruínam não só a alimentação dos filhos, mas muitas vezes também a sua figura e, em última análise, a vida, só está correta para uma pequena parte das pessoas. A outra parte maior precisa obrigar-se a ela com disciplina e verdadeiramente violentar-se. Quem quase não sente fome pela manhã, ingere a contragosto um café da manhã enorme e supostamente saudável. O almoço será normal e à noite, quando essa pessoa fica naturalmente com fome, obriga-se à dieta. Essa tentativa compulsiva tem de fracassar em algum momento, porque arruína todo prazer com relação à comida. Então a maioria das pessoas acaba desobedecendo à regra e come à noite, segundo sua vontade e disposição. Assim, elas engordam continuamente, visto que consomem então uma refeição a mais por dia (o café da manhã) do que seria adequado para elas. Realmente não é nenhuma arte encher o corpo de resíduos e, por fim, sobrecarregá-lo com um método tão contrário à naturalidade. Que bom que em dado momento, mesmo com atraso, tenha sido editado um livro contrário a esse procedimento, que deu uma permissão oficial, visto que impressa, de seguir outra vez o próprio sentimento interior e não comer nada ou apenas algumas frutas pela manhã. As muitas pessoas libertadas dessa maneira de um martírio desnecessário ficaram naturalmente satisfeitas com essa nova receita, para elas, salvadora. Essa receita as deixou outra vez realmente "em forma para a vida". Na sua euforia, elas iniciaram uma nova onda, uma vez que acreditavam simplesmente ter descoberto a alimentação correta. Na depressão da onda desse movimento, outras pessoas começam a sofrer — exatamente aquelas que precisam de um bom café da manhã conforme a sua natureza e que, então, por "motivos de saúde" têm de limitar-se a algumas fatias de maçã.

Regras de alimentação ou dicas de dietas ideais para outras pessoas não precisam necessariamente funcionar para você. Só levará ao sucesso duradouro o que corresponder ao seu tipo e às suas necessidades individuais.

Problemas comparáveis resultam de todas as receitas, inclusive das mais "saudáveis". Do mesmo modo que os alimentos crus podem ser saudáveis para algumas pessoas sadias, eles podem ser igualmente incômodos e nocivos para aquelas cujo intestino não está mais em condições de fazer esse trabalho de digestão. Atormentadas pela flatulência, muitas vezes elas têm um longo caminho de sofrimento pela frente, até que o especialista as liberte outra vez dessa receita. Ouvimos contar sobre mal-entendidos semelhantes na macrobiótica e em muitas outras dietas e receitas, sobre as quais ainda vou falar mais minuciosamente. Adaptar as receitas e dicas, prescrições de dietas e regras de vida ao próprio tipo e às condições de vida deve vir em primeiro plano.

Portanto, o problema não está tanto no conteúdo das receitas, mas nelas mesmas. Praticamente não existe uma receita que sirva para todas as pessoas. As receitas sempre cobrem apenas um âmbito restrito. Elas não valem para todas as épocas, para todas as condições e para todas as pessoas.

Seguir receitas é conveniente

As pessoas são principalmente muito predispostas às receitas. Na pior das hipóteses, elas são um caminho simples para livrar-se do

Uma vida sem receitas não é exatamente fácil. Ou ela acaba no caos ou exige um alto nível de consciência.

mal e parecem substituir de modo agradável e fácil o raciocínio próprio e, com isso, também a responsabilidade pessoal. A longo prazo, isso quase nunca dá certo, mas basta para uma ilusão a curto prazo. Cedo ou tarde, os crentes se transformam em pessoas que, na maioria das vezes, acabam de mãos vazias.

Quem não quer ater-se a regras externas fixas precisa ter um acesso muito bom ao seu círculo de regras interiores e esforçar-se sempre por ficar desperto e consciente em cada situação. O *Tao te King* expressa esse inter-relacionamento de modo poético e, no entanto, claro, quando parte do princípio de que as pessoas sadias não precisam nem de moral nem de religião. As leis exteriores só se tornam necessárias quando as pessoas não têm mais a lei interior à sua disposição. Quando isso também não funciona direito, o cumprimento dessas regras tem de ser assegurado pelos protetores da ordem ou até pelo sistema militar. Portanto, quanto maior a decadência, tanto mais leis e regras são necessárias, o que lança uma luz muito honesta sobre a nossa situação sufocante, exatamente devido às obras legais e à burocracia.

É por isso que as receitas só podem ser uma ajuda de emergência, também no que se refere à alimentação. Segui-las à risca pode ser significativo em certas ocasiões, mas em algum momento elas se transformam em carne e sangue ou têm de ser eliminadas outra vez. Muito mais importante do que descobrir a "dieta correta" é a descoberta da própria constituição física. Aqueles elementos que determinam a nossa vida em primeira linha, também devem dominar a nossa alimentação.

Quem seguiu cegamente determinadas regras durante anos, muitas vezes tem grande dificuldade para reconhecer quais são as suas verdadeiras necessidades. Mas assim que as analisamos é dado o primeiro passo no caminho para uma vida autodeterminada.

O jejum ajuda você a reconhecer as verdadeiras necessidades do seu copo e da sua alma.

O jejum ajuda a assumir a responsabilidade por si mesmo

Neste ponto a volta ao jejum torna-se interessante, pois ele é o mais indicado para encontrar-se o próprio caminho. Em todo caso, ele também segue regras fixas que, no entanto, só valem para determinados períodos, como provam os períodos clássicos de jejum. Jejuar pode despertar novamente a percepção pessoal sobre as necessidades do corpo e da alma. A pessoa que jejua coloca a si mesma na posição de sentir do que ela precisa depois do período de jejum. Em todo caso não é tão fácil assim descobrirmos isso, principalmente quando deixamos de ouvir nossa voz interior durante anos ou décadas. Então pode acontecer que o corpo, durante longo tempo inseguro, tenha adotado padrões de comportamento muito estranhos. Um organismo saudável, por exemplo, resiste muito ao primeiro cigarro. Tossindo e cuspindo, o pulmão sinaliza a sua recusa, o estômago demonstra a sua aversão com náusea e a tontura pode ser considerada como um sinal de alarme da central cerebral. Se o veneno continuar sendo imposto a você apesar disso, o organismo se acostuma e se vicia. Um ganso jovem reage de modo semelhante. Quando a camponesa soca os primeiros bocados de comida no seu pescoço, ele começa a vomitar por causa da rapidez com que o alimento é forçado goela abaixo e da quantidade do mesmo. No entanto, se o vômito for empurrado outra vez para dentro com o bocado seguinte, o trato digestivo acostuma-se a esse sacrifício e, aos poucos, o ganso fica cada vez mais gordo e desenvolve o almejado fígado gordo. O animal mortalmente doente é abatido antes da sua morte certa por cirrose hepática e o seu fígado gorduroso acaba como uma iguaria no prato de pessoas com determinados desvios de paladar.

Uma pessoa entupida de modo semelhante (na verdade, de próprio punho) não pode mais confiar nos seus reflexos naturais de saciedade, assim como o ganso torturado. Seu sistema digestivo, por exemplo, torna-se um típico intestino da civilização, que só excreta algo embaixo quando isso é empurrado para dentro a partir de cima. Um intestino assim malconduzido é capaz de inacreditáveis ações de colecionador. Assim, foram retirados 16 quilos de fezes do intestino grosso de um norte-americano. Não resta nenhuma dúvida de que ele tenha levado uma vida muito penosa nos anos anteriores.

Aqueles que carregam consigo esse lastro transformado em gordura, em princípio não têm uma vida muito fácil. Na maioria das vezes, eles não estão mais em condições de sentir o que lhes faria bem e, em primeiro lugar, precisam ser libertados do círculo vicioso em que se meteram. Uma possibilidade ideal para isso é o jejum, pois ele traz de volta os sinais de saciedade que se perderam.

Depois do período de jejum, sentimo-nos perceptivelmente saciados depois de comer a metade do cardápio. Se tivermos sucesso em parar de comer nesse momento, são estabelecidos os limites na direção de uma mudança de vida e, principalmente, da melhoria da qualidade de vida. Se, no entanto, comermos regularmente além do limite da saciedade depois do jejum, o próximo ponto de parada é outra vez a sensação de saciedade. O estômago magro em forma de foice lunar torna-se outra vez um tipo de bexiga de porco, cujo formato redondo transmite a sensação de estar cheio a ponto de rebentar. Nessa superabundância, fica especialmente clara a falta de preenchimento, sentimo-nos cheios e mal; de algum modo, vazios. Quem recai nesses hábitos alimentares incômodos, espera então pelo próximo período de jejum, visto que se decidiu a fazer isso, e pela oportunidade seguinte de redescobrir os seus instintos naturais.

"A dose faz o veneno"

Paracelso já sabia disso. Hoje recebemos cada vez mais de tudo e, assim, tudo pode transformar-se em veneno. Mesmo coisas banais como o sal numa macrobiótica ou a comida em geral, envenenam o corpo gerando a obesidade. O nosso fígado sofre especialmente por causa do excesso. Como órgão essencial, ele precisa encontrar o equilíbrio, assim como as pessoas. Isso realmente é muito difícil, quando por desconhecimento ou contra o melhor conhecimento, nos preocupamos com a constante ingestão de venenos. O famoso mandamento "à noite nada de alimentos crus" deve impedir que o conteúdo do intestino comece a fermentar durante a noite. A fermentação produz álcoois de má qualidade e estes, por sua vez, prejudicam o fígado. Igualmente ele não gosta de bombas de proteína na forma de ovos, carne, peixe ou quantidades maiores de laticínios. Os primeiros começam a apodrecer no intestino quente e preguiçoso e liberam gases pútridos. No caso dos produtos à base de leite também se inicia uma fermentação e os laticínios semifermentados com frutas e açúcar transformam o intestino na mais pura "caverna de esterco", como constatou no seu tempo o pioneiro da purificação intestinal, F. X. Mayr.

O ambiente intestinal perde o equilíbrio no âmbito ácido, o que é um veneno para o corpo já ricamente azedado. Os ácidos atuam de modo realmente malicioso, pois durante muitos anos não percebemos a auto-intoxicação. Num primeiro momento, dores em partes isoladas do corpo chamam a atenção para o fato; depois, as dores ocorrem no corpo inteiro.

A maioria dos gêneros alimentícios industriais e desnaturados também causa acidez ao ser processada pelo organismo.

Todas as toxinas resultantes desse excesso de acidez são captadas pela parede do intestino e chegam ao fígado. Se o fígado já estiver sobrecarregado, as toxinas voltam ao intestino, que dessa maneira envenena a si mesmo. As toxinas também são depositadas nos tecidos e nos vasos sangüíneos. Surgem, assim os quadros mórbidos, pois o organismo tenta acomodar o ataque das toxinas.

Amálgama — lixo especial nos nossos dentes?

Durante muito tempo, a amálgama foi simplesmente o inimigo de todos os caçadores de tóxicos e especialistas em desintoxicação. Como liga de mercúrio, é indiscutível que ela não pertence à nossa boca. Há impostos elevados para a indústria lidar com esse produto em toda parte e, por outro lado, permitimos que ela seja incrustada aos milhões na nossa boca. Tampouco está correto afirmar, como o fazem os dentistas da antiga escola, que a amálgama fica estacionada nos dentes e não se espalha pelo restante do corpo. Apenas a observação daqueles dentes que há décadas estão obturados com amálgama mostra a verdade. Eles estão pretos ou ao menos tingidos de escuro pela amálgama que se espalhou aos poucos. Segundo o professor Volker Zahn, médico ambientalista da universidade de Munique, ela pode ser encontrada nos folículos das mulheres, de que indubitavelmente não fazem parte. Também é indiscutível que as mulheres com essas obturações expelem uma quantidade surpreendentemente alta de amálgama no leite quando estão amamentando, transmitindo-a assim ao recém-nascido.

A amálgama, como veneno, é fonte de perigos.

Segundo as nossas experiências, no entanto, não há nenhum exagero na avaliação da medicina alternativa quanto ao significado tóxico da amálgama e do risco que ela apresenta. Apesar do esforço e dos gastos, quase nenhuma das pacientes com dentes obturados dessa maneira encontrou o esperado alívio dos sintomas produzidos pelo tratamento. Eu nunca tive a experiência de ver uma esclerose múltipla ficar perceptivelmente melhor depois da obturação com amálgama. Ao contrário, percebi muitas vezes como pela obturação inadequada com amálgama começou um longo histórico de sofrimento. Quando se faz um tratamento com amálgama, convém pensar bem antes e cuidar para que ele seja feito com as devidas medidas de acompanhamento por dentistas que tenham experiência no assunto.

A liga orgânica do mercúrio é nociva para o nosso organismo.

Em geral, devemos pensar se a estafa vale a pena. É óbvio que a liga não-orgânica de mercúrio, usada na odontologia, é desigualmente menos nociva para o nosso organismo do que a liga orgânica, que nós talvez captemos com a carne do atum. Quando o esforço está em tão pequena relação com o sucesso, questionam-se as alternativas. Há evidências de que um saneamento com mercúrio com DMPS, o remédio da medicina convencional para esse objetivo, causa danos maiores, visto que libera outros metais no organismo, dos quais este, no entanto, precisa urgentemente. Em ações de desintoxicação biologicamente compreensíveis, como aquela, segundo Klinghardt, o resultado é nitidamente melhor. O bom e velho coentro pode fazer maravilhas aqui, e nada se pode dizer em contrário.

A crítica indiscriminada ao tratamento com amálgama relaciona-se sobretudo com ações que causam mais danos do que fazem bem, porque são tecnicamente mal-feitas, e com aquelas ações que acarretam muitas despesas para os pacientes, com as quais na verdade eles não podiam arcar. Quando, além disso, o resultado é tão pouco impressionante, temos de aconselhar nesse caso uma ação defensiva. A amálgama há muito não é a culpada de tudo e nem mesmo culpada de muitas coisas. Por muito tempo, o seu risco foi totalmente subestimado, para então se tornar bastante exagerado. É desejável encontrar o meio-termo em que — como acontece tão freqüentemente — está a salvação. Hoje eu não permitiria mais as obturações de amálgama, e seria muito mais reservado quanto à despreocupação com as já existentes há muito tempo.

Desintoxicação geral

A desintoxicação deve incluir o âmbito físico, mas não deve terminar aí. Tudo é favorável a que a desintoxicação seja igualmente importante no sentido figurado. O veneno da tagarelice ou talvez da falta de atenção também provoca muitos danos. Aqui os problemas cotidianos logo tocam nos temas do caminho espiritual, e eu me esforçarei por fazer isso aparecer nas nossas sugestões. A desintoxicação visa à limpeza e à pureza, e isso em todos os âmbitos da nossa existência. Por isso, devemos avisar desde o início para não se dar preferência a um âmbito e elaborá-lo com fanatismo.

O corpo e a alma estão tão estreitamente unidos, que sempre têm de ser vistos e tratados como paralelos. Vale a pena encontrar o meio-termo entre aqueles médicos, na maioria alternativos, que só vêem veneno em todas as partes do corpo, e aquela cegueira sistemática com que muitos médicos tradicionais deixam de ver os resíduos. As guerras de fronteira entre essas duas frentes não serviram a ninguém no passado e, por certo, ainda prejudicarão os implicados no futuro. Ambas as posições deixam de ver o significado do âmbito psíquico.

Os elementos mais venenosos são certamente os maus pensamentos, e o lixo especial pode ser encontrado em todos os âmbitos.

Ao lado de toda essa paixão pela desintoxicação, também precisamos aprender a viver e a lidar com os tóxicos. Tornar-se sensível e limpo demais parece até mesmo ser perigoso, porque obviamente precisamos de uma determinada medida de confronto para ficarmos em forma para a luta diária pela vida. O organismo, hoje, mais do que nunca, precisa ser colocado em condições de lidar com os venenos. No que diz respeito a isso, a vida diária é o nosso campo de exercício. Não faz sentido renunciar totalmente a essa forma de cura, como não é necessário fazer uma cura de desintoxicação depois da outra.

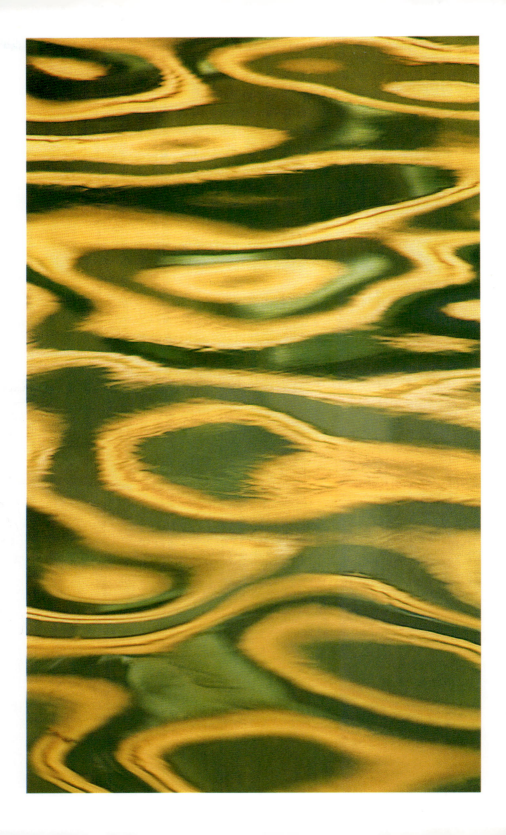

Eliminação dos Resíduos — A Base de uma Vida Saudável

Antes de nos ocuparmos mais de perto com os venenos, os resíduos nocivos, as sedimentações e os processos de excreção, devemos esclarecer esses conceitos.

- Os venenos causam danos direta e ativamente. Muitas vezes, bastam pequenas porções para provocar grandes problemas. Um exemplo típico é o óxido carbônico presente no escapamento dos carros, que bloqueia a nossa respiração e, por esse caminho, logo leva à morte.
- Designamos como resíduos nocivos os produtos do metabolismo que atacam o trabalho normal do organismo ou que ocorrem quando ele está sobrecarregado. Tornam-se problema quando não conseguimos excretá-los.
- A curto ou longo prazo, os resíduos nocivos se sedimentam, como talvez os conheçamos, na forma de nódulos reumáticos. As sedimentações perturbam o funcionamento do organismo e impedem o livre fluxo de energia.
- Matérias fibrosas são componentes necessários da alimentação, no entanto podem dificultar ao organismo a absorção do alimento, mas com isso também o treinam. Além disso, as fibras dão à evacuação o volume necessário, a fim de estimular o assim chamado movimento peristáltico.

De início, os resíduos nocivos são apenas restos que surgem dos processos do metabolismo e que o próprio corpo consegue eliminar. Mas quando são demasiados ou quando o corpo está sobrecarregado, eles se sedimentam e, então, transformam-se em problema.

Até que ponto estamos cheios de resíduos nocivos?

Sem levar em conta a desintoxicação consciente, é significativo eliminar de tempos em tempos os resíduos do metabolismo e as sedimentações "muito normais". O corpo executa uma parte desse trabalho todos os dias. Diariamente, bilhões de células morrem e são formados bilhões de células novas. As células mortas têm de ser excretadas, assim como as toxinas, que atacam o organismo diariamente e que surgem pela decomposição das substâncias nutritivas. A sedimentação dos resíduos nocivos, que também exercem um certo efeito tóxico no corpo, se forma em decorrência de alimentação unilateral ou excessiva, do *stress* e do adicional efeito tóxico do álcool, da nicotina ou de gêneros alimentícios comprometedores.

Paracelso já sabia que o excesso de acidez é a principal indisposição em muitas doenças.

Uma parte das sedimentações compõe-se de resíduos neutralizantes que surgem da acidez excessiva na alimentação. Hoje é costume prescrever remédios para a compensação do incômodo da acidez. Mas, em vez de fazer isso, deveríamos pensar em como expelir esses resíduos por caminhos naturais e em como poderíamos apoiar os respectivos órgãos nesse projeto.

Alimentação

Renuncie à balança!

Quem quer desintoxicar-se naturalmente precisa tomar cuidado para abastecer-se com uma alimentação geral livre de tóxicos. Quando os gêneros alimentícios estão mais carregados de tóxicos do que de substâncias nutritivas, *é* aconselhável interromper a ingestão desses alimentos antes de lançar mão das curas de purificação. Na verdade, o pressuposto para uma desintoxicação profunda é uma alimentação de qualidade, integral e em conformidade com o tipo da pessoa, como é apresentada em *Säulen der Gesundheit* [Pilares da Saúde]. Trata-se da mesma experiência feita pelos ecologistas. Enquanto não interrompermos a introdução de substâncias nocivas num rio, não adianta filtrar ou purificar a sua água. Isso não tem sentido enquanto a afluência das substâncias nocivas não for impedida. E, então, na maioria das vezes, não são mais necessários esforços para a purificação das águas dos rios. A própria natureza se encarrega da ordem e, em geral, a água regenera-se num tempo surpreendentemente curto.

Quando eliminamos correspondentemente a balança e, principalmente, a onda de gordura, do mesmo modo como podemos remover o televisor do quarto de dormir quando queremos impedir o envenenamento da consciência todas as noites, o próprio organismo se ajuda mais rapidamente iniciando o dia sem perturbação, devido a um sono melhor e, por isso mesmo, mais regenerador. Basta a remoção desses dois instrumentos de tortura da alma para que um alívio surpreendente se introduza na vida. A balança pode ser maravilhosamente substituída por ocasionais olhadelas num espelho qualquer. Nele já dá para ver se estamos em forma e se a imagem que vemos satisfaz em primeiro lugar a nós mesmos. Mais tarde, podemos usar os olhos das outras pessoas como espelho e ler neles qual a nossa aparência e como ela os afeta. Até disso, com o tempo, podemos nos tornar independentes. Quem está satisfeito consigo mesmo e esgotou as possibilidades ao seu alcance, logo irradia aquela satisfação interior que contagia todas as outras pessoas e desperta aqueles elogios que de início são um bálsamo para uma alma atormentada durante anos pelo ritual de enfrentar a balança. Mas, com o tempo, também nos libertamos da dependência desses elogios, e é uma sensação especialmente agradável percebermos como eles nos interessam muito pouco.

Alimento dietético perigoso: a proteína

Um dos maiores problemas nesse contexto certamente é o hoje habitual excesso de proteína. "Nenhuma refeição sem carne" transformou-se no lema da nossa sociedade de fartura. O preço disso é alto. A proteína é a substância básica mais difícil de digerir da nossa alimentação e só por isso já tende a sedimentar-se mais depressa. Os hidrocarbonatos e as gorduras são eliminados como água e óxido carbônico, e ambos são totalmente eliminados — a primeira através dos rins, o último através dos pulmões. A proteína, no entanto, precisa ser comparavelmente decomposta com esforço em elementos constitutivos isolados, que são expelidos principalmente como urina, mas que, infelizmente, também tendem a sedimentar-se, especialmente quando surgem em quantidades excessivas. Nesse sentido, as dietas para um emagrecimento confortável à base de proteínas são especialmente perigosas.

Para o corpo, é relativamente cansativo decompor e excretar proteína. Quem ingere demasiada quantidade de proteína, estimula desse modo a formação de resíduos nocivos no corpo.

Antes mesmo da "dieta dos executivos" já havia essas tentativas, à primeira vista bem-sucedidas, de emagrecer de barriga cheia pela ingestão de grandes montanhas de carne magra, por exemplo, na forma de bifes. A salada ingerida em grande quantidade traz adicionalmente a aparência de saúde ao jogo perigoso. Com essas quantidades enormes de proteína, o corpo sobrecarregado e torturado realmente emagrece perceptivelmente, porque o organismo não consegue processar as montanhas de proteína e ainda tende a sedimentar os restos não controlados. Nas dietas de excesso de proteína trata-se, portanto, de curas bem-sucedidas de formação de resíduos nocivos no duplo sentido. Muita coisa confirma que o nosso elevado consumo de proteína é muito mais perigoso do que o colesterol. Hoje temos de partir do conceito/fato de que a arteriosclerose começa com o depósito de estruturas de proteína nas paredes dos vasos sangüíneos e que só muito mais tarde se acrescem o colesterol e as outras gorduras sangüíneas, antes de a calcificação completar o trabalho.

> *A partir da nossa disposição genética, podemos alcançar uma idade avançada. Mas o nosso modo de viver e de nos alimentar faz com que a maioria das pessoas morra bem antes dos 100 anos.*

Quando há sedimentação de excesso de resíduos

Em quadros mórbidos, como o reumatismo e a gota, fica especialmente clara uma sedimentação maciça de resíduos nocivos; mas, além das articulações, ela atinge também os vasos. Antes do vigésimo ano de vida a arteriosclerose já começa a se desenvolver em nós. De longe ela é o sinal mais desagradável do envelhecimento, uma vez que leva ao desempenho decrescente do cérebro, mas também do coração e dos músculos do esqueleto. Com base na nossa predisposição genética, as nossas células poderiam alcançar de 130 até 140 anos. A formação precoce de resíduos, principalmente nos vasos sangüíneos, impede isso e, respectivamente, nos priva dessa alegria. Os métodos que prometem deter o envelhecimento e, em última análise, a formação de resíduos são levados altamente em conjectura. Vamos tentar colocar um pouco de ordem no matagal de sugestões.

> *Nenhum medicamento ajuda eficaz e duradouramente contra as sedimentações no organismo. Somente uma mistura de diferentes medidas pode deter a formação de resíduos nocivos.*

Métodos para deter a formação dos resíduos

É fácil julgar a torrente de remédios para a irrigação sangüínea da medicina tradicional, que perfaz uma grande parte dos lucros da indústria farmacêutica. Não podemos absolutamente afirmar que eles de nada adiantam. Eles fazem muito pela indústria, mas, infelizmente, não por aquelas pessoas que os ingerem. Obviamente, é divertido ingeri-los, pois já pelas suas cores variadas eles sugerem uma proteção eficaz contra os horrores da velhice. Entre os remédios para rejuvenescimento dos vasos, os preparados com base na árvore do Gingko parecem ter verdadeira utilidade, mesmo que infelizmente não num sentido tão maravilhoso como muitas vezes se afirma e deseja. Nesse contexto, no futuro será interessante usar, além da água energizada, também o medicamento Padma 28 da tradição da medicina tibetana, sobre a qual ainda vou falar. Um sucesso incontestável, que pôde ser documentado em muitas histórias impressionantes de vida, têm em todos os casos aquelas medidas que exigem intervenção pessoal, como o treinamento dos movimentos musculares e das estruturas do cérebro, o suor provocado pelo esforço e uma alimentação que, em primeiro lugar, nem deixa surgirem as sedimentações.

Irradiação dos telefones celulares e como escapar do problema

A irradiação do telefone celular significa incômodo para o corpo.

Uma fonte de envenenamento, que hoje ainda é amplamente subestimada, é apresentada pela salada de ondas presente no éter e que nos envolve cada vez mais. Ainda muito distante de serem tóxicas no plano material, há cada vez mais evidências de que o nosso corpo, a longo prazo, não suporta bem as microondas pulsantes dos telefones celulares. Há pouco tempo, em Freiburg, uma iniciativa dos médicos do meio ambiente, digna de consideração, mostrou numa palestra que muitos dos sintomas atípicos aumentaram dramaticamente desde a introdução da centelha móvel. Os inter-relacionamentos causais são difíceis de provar. Em todo caso, nesse meio-tempo, já existe um número suficiente de camponeses que passaram pela experiência do que significam para a descendência dos seus animais as torres para os aparelhos celulares, quando elas são instaladas muito perto dos seus estábulos. Não só a fertilidade dos animais diminui, mas as deformações parecem aumentar. Seja como for, em muitas partes do país, os exploradores dos telefones móveis já não têm mais facilidade para encontrar um lugar para as torres de transmissão. À semelhança daqueles problemas desencadeados pelas ondas de radar, em que muitos dos soldados ocupados com esses sistemas de vigilância perderam sua fertilidade e potência, isso chama a atenção. Em ambos os casos, trata-se de tipos de ondas fisicamente muito parecidas.

Outro indício é uma assustadora taxa crescente de câncer nos usuários rotineiros de telefones celulares, principalmente em relação aos tumores cerebrais. Nos Estados Unidos, o mercado de celulares estagnou por isso. Quando, por esse motivo, uma firma japonesa de telecomunicações incumbiu uma famosa universidade japonesa de fazer um estudo a fim de tirar a força desse "preconceito" — como se dizia — chegou-se a um cenário que deu o que pensar. Os cientistas formaram dois grupos comparáveis de ratos e irradiaram um deles com ondas de celulares, enquanto deixaram o outro isento dessa irradiação. A pesquisa foi interrompida quando os ratos do grupo irradiado começaram a sofrer cada vez mais e até a morrer depois de um pequeno período de tempo. Esse era exatamente o resultado que se queria desmentir. Como a indústria havia financiado a experiência, naturalmente não era sua intenção provar que os seus produtos ofereciam perigo. Um cientista, que obviamente ainda não conhecia muito bem as regras do jogo, deixou que esse resultado vazasse para o público. Finalmente, o condutor da experiência teve de apresentar-se à imprensa e confessar que os ratos haviam sofrido danos maciços. Mas, para tranqüilizar a população — junto com a Itália, o Japão tem a maior densidade de telefones celulares em todo o mundo — ele disse que a experiência com os ratos não era conclusiva para os homens e que por isso o resultado não comprovava quaisquer perigos. Mas hoje em dia nem todas as pessoas se deixam levar por esse tipo de lógica. Se os ratos realmente tivessem sobrevivido, isso naturalmente seria vendido como prova do caráter inofensivo dos telefones celulares. Aqui, não só se avalia por dois critérios, mas realmente se é logrado. Quem paga produz, como sabe a sabedoria popular da Baviera e, com isso, já se pode esclarecer enfim todo o fenômeno.

Nesse contexto, também é interessante saber que um gerente de alto escalão de uma grande empresa alemã de telecomunicação pediu à sua mulher que deixasse de telefonar usando o celular por motivos de saúde. Obviamente, o homem dispõe de informações que ainda não foram incluídas na estratégia oficial das empresas.

Por essas medidas de encobrimento de segredos e de avaliações, apenas os fenômenos sociais de difícil compreensão já são responsáveis pelos problemas de saúde associados ao tema da desintoxicação que afetam muitas pessoas. Muitos empreendimentos sociais têm grande interesse em disfarçar suas adulterações venenosas e de fazer o mesmo com o seu grande poder financeiro; do outro lado, existe um enorme, mas relativamente desorganizado, rebanho de usuários, que quase não tem chance de defender-se juridicamente. Mas às estratégias de encobrimento são colocados determinados limites devido à crescente atenção da população para esses problemas. Abraão Lincoln disse que podemos manter todas as pessoas na ignorância durante determinado tempo e algumas pessoas por todo o tempo, mas nunca todas as pessoas durante todo o tempo.

Até agora, há muitos motivos de suspeita contra os telefones celulares e sua irradiação, mas infelizmente já existem muitos argumentos semelhantes contra os telefones sem fio. Ainda há algumas pessoas excêntricas que se asseguram de manter os últimos telefones analógicos com fio a fim de telefonar com segurança. Quando encomendei recentemente o meu telefone com fio, o funcionário dos Correios contou que os aparelhos antigos estão novamente sendo mais procurados. Já existem pessoas que — assim como eu — ficam contentes porque não há recepção para telefones celulares na sua casa. Agradeço isso aos camponeses da Baviera que cada vez mais se rebelam contra a pretensão da instalação maciça das torres.

Na sua circular, em Freiburg, os médicos do meio ambiente alertam sobre o aumento célere de quadros mórbidos como o *tinitus*, mas também enfartes cardíacos, câncer e esterilidade que surgiram ao mesmo tempo que a disseminação dos aparelhos celulares e a instalação das correspondentes torres de transmissão.

Quem tem de viver diretamente ao lado de uma torre de transmissão para telefones celulares, naturalmente está com cartas ruins. Mas também aqui surge um lampejo de esperança e algumas oportunidades de defender-se. Na Suíça, os cidadãos já tomam as primeiras iniciativas para livrar-se das torres ameaçadoras. Só assim isso será possível! Quem ficar esperando até a ciência vir em seu socorro, fica avisado de que deve seguir o exemplo

O número de casos de tinitus, enfartes cardíacos, câncer e esterilidade está aumentando.

mencionado acima. Para ele e para nós, pode ser tarde demais até a consciência da ciência tornar a despertar.

O caminho mais simples para os implicados é desligar-se da mania dos telefones celulares. Ninguém nos obriga a ter um celular. Seria um sinal de grande consciência, uma vez que está ao nosso alcance, renunciar ao pequeno perturbador da paz. Quem tiver de usá-lo devido à sua profissão, porque tem de estar constantemente acessível, ao menos deve manter a conversa bem curta e renunciar a fazer ligações do celular. Também é melhor — em caso de necessidade — manter o telefone celular à distância do corpo e não no bolso de cima de paletós e camisas. Nesse sentido, no carro, a melhor solução é falar no viva voz. Quem pressiona um telefone celular durante minutos contra a orelha, em geral pode sentir, pela geração de calor, que há energia em jogo.

Você só deve usar o telefone celular em caso de necessidade

Certamente, a melhor "solução" é levar o celular desligado consigo, e usá-lo unicamente em casos de emergência. Então ele se torna outra vez um fator de segurança sem causar danos. Naturalmente, hoje significa falta de responsabilidade não levar ao menos um telefone celular nas excursões em grupo. Ele nem precisa estar em comunicação, visto que a chamada de emergência sempre funciona. Essa problemática do envenenamento pode ser amplamente resolvida pela compreensão e só requer certa disciplina. Não querer renunciar ao telefone celular por comodidade pode vir a custar caro.

Algo semelhante, mas de implicações consideravelmente mais fracas, vale para o televisor próximo à cama no quarto de dormir. Nesse caso, já é um lucro considerável se pudermos ao menos renunciar ao uso "preguiçoso" do *standby* e desligarmos totalmente o aparelho para dormir.

O fumo como exemplo

Com o fumo chegamos a uma fonte bem comprovada de veneno. Porém, nesse exemplo, logo se mostra também que a prova óbvia do perigo de modo nenhum é definitiva. Embora os fumantes já devam ter compreendido o risco que correm, o movimento comercial da indústria não diminuiu de modo nenhum. Aqui também se revela, com toda a clareza, que a partir de si mesma a sociedade não tem nenhuma consideração pela saúde da população. Ela só faz aquilo a que é obrigada; mas então está na situação de ter desempenhos surpreendentes, se pensarmos como foi rápida a redução do veneno no âmbito do escapamento dos carros, depois que a pressão da lei entrou em jogo. Da parte das indústrias, isso é muito mais possível se os cidadãos tiverem a necessária influência sobre a política.

Ao lado da importância da hierarquia na desintoxicação, a relação da entrada e eliminação dos venenos representa o papel decisivo para o sucesso. Somente quando a entrada de veneno for detida eficazmente, a eliminação do veneno tem uma chance duradoura de levar às condições de limpeza. Quem, por causa da sua posição consciente, interrompe ao menos pessoalmente o novo envenenamento que aumenta por toda parte, pode poupar-se de muitas medidas posteriores penosas e concretas. Portanto, também aqui a consciência está acima das medidas concretas materiais. Essa é a única condição para o estabelecimento de limites e para a motivação.

Na desintoxicação, a relação de entrada e eliminação de tóxicos representa um papel decisivo.

Por exemplo, enquanto um fumante continuar fumando, não faz muito sentido filtrar o ar em sua moradia e guarnecer o seu pulmão com medidas de regeneração. Apenas quando ele controlar o hábito de fumar, a regeneração pode ser feita com sucesso. Na verdade, tampouco faz sentido simplesmente parar de fumar, pois então a energia que deixa de ser liberada por esse caminho tem de buscar outros canais. Quem descarrega a raiva por meio do cigarro, pode passar a liberá-la na família ou na empresa, o que pode ser ainda mais perturbador e também nocivo. Nesse caso, essa pessoa deve resolver o seu problema de agressão e encontrar outros canais para extravasar essas energias ofensivas. Em vez de ficar gritando com a mulher e os filhos, esse homem também pode ir jogar *squash* com os filhos quatro vezes por semana e acalmar-se dessa maneira. Isso certamente faz bem a todos os participantes e fortalece os pulmões, em vez de prejudicá-los.

Quando, ao contrário, ele elabora uma carência sensual pelo estímulo da sua zona oral, fumando, ele deve encontrar um outro caminho mais desenvolvido para liberar essas energias venusianas. O fumante "oral" pode igualmente comer, beber, chupar o dedão ou beijar. É evidente que a última sugestão é a melhor solução. Somente quando se encontra essa solução tem sentido deixar de fumar, e só então isso será relativamente fácil. Portanto, primeiro é preciso analisar o padrão pessoal de fumar para então encontrar outros planos mais desenvolvidos de solução. Nessa direção aponta o correspondente programa "Fumar", em CD e libreto, que desenvolvi com base em experiências de psicoterapia. Somente quem descobre os motivos psíquicos por trás do seu vício e arranja outras válvulas de escape para eles tem uma oportunidade duradoura de livrar-se da sua dependência da nicotina. Na verdade — como mostra a experiência —, com a ajuda desse programa é inteiramente possível criar a terapia pessoal necessária por conta própria. Em última análise, aqui se trata de uma mentalidade tóxica inconsciente que só secundariamente leva ao envenenamento do organismo. O mesmo acontece com a alimentação, em que a correspondente mentalidade inconsciente pode levar a que, comendo, haja sedimentação permanente de resíduos nocivos, o que, por sua vez, bloqueia eficazmente todas as outras medidas de limpeza desses resíduos.

O consumo diário de tabaco dificulta uma desintoxicação significativa.

Enquanto o consumo diário de fumo continuar, a desintoxicação é, no mínimo, difícil, e o organismo se sobrecarrega não só no que se refere à condensação da nicotina como efeito direto do fumo, mas o pulmão também é crescentemente atingido pelas outras substâncias nocivas. Assim, hoje, sabemos que os danos provocados pelo amianto atingem principalmente os fumantes. Uma pessoa não fumante está relativamente segura quanto a isso. Seus cílios vibráteis intactos nos pulmões e vias bronquiais cuidam para que a poeira e as partículas de sujeira sejam imediatamente eliminadas por meio de um amplo fluxo de líquidos, que sentimos ao pigarrear.

O corpo inteiro fica bastante desamparado com a opressão do sistema imunológico que acompanha o uso do fumo. Os dentistas, por exemplo, fizeram a experiência de que o implante de dentes em fumantes quase nunca tem chance de dar certo. O sistema imunológico deles não tem mais condições de fechar as feridas decorrentes da cirurgia para que o dente implantado fique firme e seguro.

Em primeiro lugar, portanto, deve-se parar com a ingestão do tóxico e, então, finalmente, dar os passos eficazes de desintoxicação. O inverso tem poucas chances de sucesso. Muitas vezes, trata-se de ações que servem como álibi, que mal disfarçam o fato de que na verdade não se quer mudar. A capacidade de regeneração do pulmão infelizmente não pode ser comparada com a do fígado, mas ela ainda impressiona. Dez anos depois do último cigarro, o pulmão — se for correspondentemente apoiado — já está novamente num estado relativamente bom; a expectativa de vida sobe nitidamente outra vez e já se aproxima daquela dos que nunca fumaram na vida.

Problemas relativos ao peso

Eles nos levam mais longe na direção daqueles problemas que realmente surgem por meio da matéria. O alimento em geral não é um veneno; só se torna um veneno de acordo com a dose em que é consumido. Nesse exemplo, pode-se ver de modo muito grosseiro como Paracelso tinha razão. Até mesmo a alimentação mais saudável, quando em excesso, pode transformar-se em veneno e encher maciçamente o corpo de resíduos nocivos. No excesso de alimento ainda existe o problema do acúmulo crescente das toxinas. Quem come em demasia também deposita mais veneno concreto no corpo. Quem, ao contrário, faz uma alimentação frugal não só evita o problema do acúmulo de resíduos, mas também tem a tendência de livrar-se da intoxicação decorrente da contaminação dos alimentos.

Sem dúvida, o problema principal da obesidade é o abuso da alimentação excessiva, que também se torna um problema mesmo que se trate de alimentação integral. Quem sofre especialmente com esse excesso é o fígado. Mas os outros órgãos, como o coração, também têm sua "dose de sofrimento". A gordura que envolve o coração atua, em última análise, de modo semelhante sobre todo o organismo. Tudo se afoga nas massas amarelas de gordura e tem o seu desenvolvimento impedido e limitado por ela.

O principal problema da obesidade é o excesso na alimentação.

Seja como for, da parte da medicina e independentemente da questão estética e de todas as questões do sentimento de vida, nós devemos dizer que o simples aumento de peso causado pela substituição por gêneros alimentícios integrais não é um fator de risco especialmente relevante. Ao contrário, o que faz mais mal à saúde é a luta empreendida a qualquer custo para manter o peso ideal, freqüentemente apontado pela estatística. Um pequeno excesso de peso nessa comparação é o mal menor, pelo menos no que diz respeito à expectativa de vida.

Por outro lado, hoje, mais do que nunca, o espírito da época estimula as pessoas jovens a manter o peso ideal a qualquer preço. Em parte nem se trata mais da aparência, mas dá-se importância aos valores corretos de gordura, motivo pelo qual se deve arranjar uma balança especial para medir essas gorduras. Essa balança potencializa o sofrimento que a balança normal já provoca em medida suficiente.

Não são poucas as pessoas que todas as manhãs envenenam a vida com uma visita precoce à balança. Como esta quase não mostra o que os seus fãs sonham ver, essas pessoas começam o novo dia com uma autocensura silenciosa, mas nem por isso menos eficaz. As expressões vão de "Seu fracassado!" até "Sua porca gorda, você nunca conseguirá emagrecer!" No contexto da auto-realização dessa profecia, essa última expressão é uma entrada negativa muito eficaz num novo dia. Com uma balança para gorduras, esse programa de destruição é ainda mais acentuado, pois, via de regra, ela revela excesso de gordura, e como essa gordura é sinônimo de preguiça e fracasso, as portas para o envenenamento do dia estão escancaradas. No plano psíquico esse jogo pode levar a um envenenamento especialmente eficaz de todo o sentimento da alegria de viver. Nesse sentido é que advertimos contra o abuso de programas de dietas e outros projetos para a redução de peso.

Por outro lado, quando a alegria de viver é envenenada pela figura ideal, ainda existe uma saída significativa, exatamente aquela da figura pessoal ideal. Isso significa ter certeza de qual figura e o conseqüente peso realmente correspondem à pessoa e, então, esforçar-se por obtê-lo com uma estratégia dupla, ou melhor, múltipla. Entre essas estratégias devemos combinar ao menos um programa de exercícios com um programa de redução de peso; e, antes de tudo, é imprescindível questionarmos os motivos psíquicos por trás do excesso de peso. Há uma violenta diferença no modo de proceder e principalmente de descobrir alternativas para o comer demais, conforme se trate da gordura causada pelo desgosto ou daquela que é ingerida à noite como compensação da falta de gratificação, ou aquelas teimosas montanhas amarelas de gordura que cuidam para que possamos defender a própria pele. No caso da gordura causada pelo desgosto, trata-se em primeiro plano de resolver o problema amoroso; no caso da comida como gratificação, é preciso descobrir uma outra possibilidade de gratificar-se ou deixar-se gratificar; para a substituição da gordura teimosa, pede, ao contrário, que adquiramos outras possibilidades de defesa, como por exemplo, a presença de espírito ao falar. Essa direção é objetivada pelo programa de auto-ajuda "Peso Ideal", que foi desenvolvido a partir de muitos aconselhamentos e psicoterapias. Três CDs com "viagens" diferentes ajudam a esclarecer o segundo plano do problema, encontrar novas alternativas e, principalmente, desenvolver estratégias contra recaídas na própria forja de idéias no mundo das imagens psíquicas. Um libreto explica os inter-relacionamentos entre exercício e alimentação.

Como despertar os próprios instintos outra vez

Certamente podemos partir da perda dos instintos mais essenciais na nossa população, quando observamos mais de perto os hábitos alimentares na Alemanha. Pessoas "normais" quase não se concedem paladar e prazer. Elas nem sequer olham intensamente para a sua comida, não a cheiram ou não a mantêm por tempo suficiente na boca para poderem enfim saboreá-la. Ao contrário, elas parecem fazer de tudo para devorá-la o mais depressa possível, para que não experimentem o seu sabor.

A não ser que precisem arrotar, elas praticamente não sentem nada do seu gosto. Desse sabor só se pode tomar conhecimento enquanto a comida está na boca. Nós só temos papilas gustativas na língua e no céu da boca, mas não na garganta, onde acontece o processo de deglutição. Só podemos sentir o aroma quando os alimentos prontos estão diante de nós. Uma refeição não só é mais saudável, mas também mais prazerosa de acordo com o tempo que se leva para engolir os bocados.

Gozar com todos os sentidos

O bom olfato como medida de qualidade

Aqui é interessante a observação de que as pessoas que passam a cheirar o alimento com gosto e freqüentemente, saboreando assim os aromas, tendem a normalizar o peso sem muito esforço e por tempo mais prolongado. Certamente elas transferem o gozo de engolir para degustar e, com isso, da quantidade para a qualidade.

Elas tiram mais proveito da comida e não precisam mais de tanto alimento para se sentirem satisfeitas. Quase automaticamente, e por certo sem esforço, elas conseguem reduzir a quantidade de alimentos. Por usarem mais o seu olfato, adicionalmente elas mudam dos gêneros alimentícios inferiores para os superiores que realmente fazem bem à vida e, assim, em geral com quantidades menores, vivem mais livres de toxinas. Cheirando minuciosamente a comida, podemos poupar-nos desde o início de muitos venenos.

Além disso, esse método, que se confessa ser em certa medida pouco convencional, nos presenteia com o que a voz popular chama de um "bom nariz". Desenvolve-se um "faro" para aquilo de que precisamos e que nos faz bem, e isso logo vai além da comida. Por outro lado, essa medida naturalmente precisa da formação de um hábito. Quem primeiro cheira a comida ao ser convidado quase não faz amigos, mas é classificado como desconfiado e melindroso. Mas, no que se refere aos nossos gêneros alimentícios e ao seu consumo, devemos tranqüilamente ser um pouco mais desconfiados e melindrosos.

A força curativa das frutas aclimatadas

Em toda região cresce, em cada estação do ano, exatamente a alimentação de que a pessoa que vive ali precisa naquele momento. Portanto, se nos alimentarmos com as frutas e verduras da estação, já estamos no caminho certo.

Que a orgia de vitaminas com laranjas, kiwis, mangas e outras frutas exóticas do verão é considerada saudável, mas não protege necessariamente dos resfriados, muitas pessoas talvez já tenham percebido na própria pele. Os chineses, cujo sistema de medicina faz, com justiça, tanto sucesso também no Ocidente, dizem que uma conseqüência lógica do efeito refrescante dessas frutas das regiões quentes é saber diferenciar os efeitos dos gêneros alimentícios sobre as constituições e as condições climáticas. Por isso, as recomendações generalizadas à moda de *Fit for life* [em boa forma para a vida] sempre devem ser vistas a partir do segundo plano dos leitores para os quais um *best-seller* como esse foi destinado. No caso do *Fit for Life* trata-se exatamente dos californianos, que vivem numa zona de clima quente e se alimentam de *Fast Food*. Para uma grande parte deles esse livro é tão precioso como ouro. Para os que vivem num clima mais frio, é muito mais aconselhável voltar à verdura e ao repolho, às batatas e aos tubérculos no inverno. Além disso, desse modo recebemos mais vitamina C do que das frutas do Sul, colhidas cedo demais e enfraquecidas pelo transporte.

Naturalmente, o sistema chinês também deve ser apreciado pelas pessoas da Europa central com cautela. Mas ele parece ser tão equilibrado, que também tem efeitos positivos — pelo menos, por tanto tempo quanto pudermos confiar suficientemente nos nossos próprios instintos. Esse efeito muito contagioso pode dever-se ao fato de os chineses virem cultivando o seu tesouro de experiências há milênios e, por isso, ele não depender do espírito da época. Por outro lado, o reino central era tão gigantesco que fomos obrigados a incluir desde o início a individualidade das regiões isoladas e dos seus habitantes, se quiséssemos encontrar resultados gerais válidos.

Sistema-Sunrider

Um sistema simples, prático, com base na medicina chinesa é o sistema-Sunrider, à base de ervas, desenvolvido por Cheng, de Taiwan. Ele pode ser executado sob controle próprio sem muitos gastos, e a maioria das pessoas sentirá melhoras sensíveis depois de alguns dias. Uma arrancada psíquica que examina a base das desarmonias vai ainda além — e os dois raciocínios se completam muito bem.

Alimentação consciente para o corpo e a mente

Apesar de não ser popular, uma possibilidade simples de prevenir a intoxicação e o acúmulo de resíduos nocivos no corpo é uma boa mastigação. O que chega ao nosso estômago liqüefeito já está tão bem processado que todos os problemas que talvez resultassem do processo de fermentação, como, por exemplo, a flatulência, já quase não ocorrem. A boa mistura com a saliva faz a sua parte para a digestão restante dos alimentos. Mastigar também estimula o pâncreas, o que é da máxima importância para os processos de digestão que acontecem em âmbitos mais profundos. Portanto, devemos ficar contentes quando a nossa boca se enche de água, pois algo semelhante acontece ao mesmo tempo e como que por si mesmo em todo o âmbito intestinal. Sabemos que a saliva e o suco gástrico já se formam assim que pensamos na comida, ou também quando vemos ou cheiramos boa comida. Conseqüentemente, é significativo pensar nos alimentos antes de comer, e não em quaisquer problemas, o que inibe o desenvolvimento da saliva no âmbito superior e inferior. Uma série de novos hábitos em torno da comida mostra o quanto perdemos da cultura da boa alimentação. Muitas pessoas não podem e sequer querem comer sem voltar a sua atenção para alguma coisa muito diferente: as notícias globais, uma novela, problemas escolares dos filhos ou os negócios. Seja qual for a causa de nos distrairmos às refeições — por trás está a sensação de que a comida não merece receber toda a atenção. Entendido dessa maneira, esse fato nos impede de apreciar a habilidade do cozinheiro, como é o caso quando comemos em silêncio e em paz.

Permita que a comida aja sobre você antes de saboreá-la!

Neste ponto é preciso deixar claro mais uma vez como é saudável e significativo deixar a comida agir sobre nós antes de saboreá-la. No tempo em que rezar antes de comer fazia parte de cada refeição, essa era a coisa mais natural do mundo. Em vez de arremessar-se às cegas sobre a comida, primeiro a consciência era dirigida para o valor da refeição. Ao agradecer por ela, criava-se uma disposição positiva e mandava-se inconscientemente impulsos para o corpo e o espírito para prepararem o processamento e a digestão dos alimentos. Adicionalmente, os sentidos vinham ajudar: o aroma dos alimentos abria o apetite e a sua visão enchia nossa boca de água; portanto, havia saliva suficiente à disposição para fazer a necessária digestão prévia na boca.

Quem desenvolve um bom olfato, permite a ação das papilas digestivas e mastiga bem pode renunciar despreocupado a todas as tabelas de calorias e não precisa perder tempo com os resultados de análises químicas.

Carne — um prazer duvidoso

Muitas pessoas assumem uma posição de recusa à carne depois de um período mais longo de jejum; na maioria das vezes, não podemos sequer sentir o seu cheiro, quanto mais mastigá-la por muito tempo. Uma boa mastigação da carne não é muito divertida, embora justamente nesse caso seja especialmente necessária. Quando preferimos carne fresca, ela é muito dura e exige uma mastigação agressiva. Caça recém-abatida é praticamente intragável, porque é dura demais. O caçador a deixa jogada, a dona de casa a curte, posteriormente o conhecedor ao saboreá-la fala que ela está *"curtida na pele"*. Mas isso nada mais é do que o cheiro de podre que começa a se exalar. Realmente, já é o início da decomposição que torna a carne macia e desfaz a rigidez cadavérica. Confessar tal coisa não é exatamente fácil para o apreciador de carne. A dona de casa ainda pergunta inocentemente se a carne está bem desprendida. Ela deixa de ver que tem diante dos olhos o início da decomposição. A verdade é que se carne não estivesse se decompondo, nós nem poderíamos comê-la. Diante disso, os freqüentes escândalos que envolvem a carne se tornam relativos.

Quando tomamos consciência de que toda carne que comemos já está se deteriorando, perdemos o apetite.

O que abala tanto a população em razão dos escândalos regulares da carne é sempre apenas uma questão de graduação. Até que ponto ela está estragada? No caso da caça somos mais tolerantes do que no caso da carne de porco, mas sempre se trata de uma certa "porcaria". Os escândalos da carne conseqüentemente ainda despertam ilusões. Pois quando se diz que mais de 60 por cento da mercadoria controlada estava estragada, os quase 40 por cento restantes parecem estar em ordem. Na verdade, 100 por cento estão se decompondo, mais de 60 por cento de tal modo que "o mau cheiro já é insuportável".

Nossos antepassados mais antigos de início certamente eram devoradores de cadáveres, uma vez que tinham de comer a carne de animais recém-abatidos. Em geral, o ser humano é onívoro. Se compararmos a sua dentição e o seu intestino com aqueles dos outros mamíferos, sem dúvida, ele está mais próximo dos vegetarianos. Se, ao contrário do que acontece hoje, ele só comesse de vez em quando um pedacinho de carne, isso estaria de acordo com suas possibilidades anatômicas de digestão. Portanto, ele poderia comer tranqüilamente uma grande quantidade de framboesas e não precisaria preocupar-se com alguns pequenos vermes que viesse a ingerir sem perceber. Pedaços grandes demais de carne com pouco suplemento é uma insensatez no que se refere à saúde e, também, em vista da situação da alimentação de milhões de pessoas neste planeta, uma loucura sem par. Na verdade, gastamos quantidades gigantescas de proteína vegetal de primeira qualidade, talvez de soja, para "produzir" quantidades relativamente pequenas de proteína inferior na forma de porcos.

O objetivo é o equilíbrio

Embora seja um onívoro revelado a partir do seu intestino e dos dentes, o ser humano consciente (da sua saúde) não precisa enfiar de tudo para dentro de si. Também na alimentação existe uma oportunidade maravilhosa de admitir que não precisamos fazer tudo o que podemos fazer. Depois de um período de jejum, há uma oportunidade especialmente favorável de começar a experimentar, sentir e apreciar o alimento. Supostamente, depois de alguns períodos de jejum, isso nos leva a só ingerir coisas que agradam ao nosso paladar, que o estômago aprecia e que conseqüentemente nos fazem bem. Um comedor como esse aos poucos não só renunciará ao excesso de proteína nociva, representada pelo consumo diário exagerado de carne, mas a todo tipo de excesso e pressa ao comer.

Se carnívora ou lactovegetariana – assim que a alimentação se torna unilateral demais, ela não faz bem à saúde. Uma alimentação equilibrada dá ao corpo tudo de que ele precisa.

A bem do equilíbrio devemos assinalar aqui que o "vegetariano que gosta de pudim" no que se refere à saúde não está em melhor situação do que o "fanático por proteína". Na maioria das vezes trata-se de um idealista, que não pensou muito e que não ouviu por muito tempo e profundamente a voz do seu estômago e das suas papilas gustativas. Quem, ao contrário, confia nos seus sentidos e, em última análise, tem um bom relacionamento com a sua voz interior ou desenvolve o seu médico interior, está protegido dos perigos da alimentação unilateral e da que não faz bem à saúde.

"O azedo não é divertido" — alimentação sem bases

A nossa época é formada pela superestima e pelo resultante predomínio do pólo masculino. Portanto, não devemos nos admirar quando encontramos tanto no microcosmo do nosso organismo como no macrocosmo da nossa Terra um predomínio das forças masculinas. Nesse contexto, no âmbito dos sucos corporais do homem e da terra falamos de excesso de acidez.

O ácido se caracteriza pelo fato de liberar prótons e por causa disso pode, por exemplo, decompor metais; a base, ao contrário, capta prótons e desse modo lava os metais. Ao princípio resultante, segundo o modelo solar, chamamos de masculino; assim ao que capta, chamamos de feminino, segundo o modelo lunar.

Normalmente, ambos os princípios encontram-se em equilíbrio em todo tipo de natureza ou exclusivamente um pouco deslocados para o pólo feminino. No nosso sangue, o índice Ph que mede o grau de acidez deve estar entre 7 e 14. 7 é o meio exato da escala que vai até 14. O nosso organismo pode e deve conservar esse estado no sangue, porque com deslocamentos maiores nas duas direções nós entraremos em coma. Mas, além do sangue, ainda há outros espaços fluidos no corpo; e nestes, por exemplo entre os tecidos celulares e nas células, tendemos ao excesso de acidez.

O micro e o macrocosmo sofrem do mesmo modo de um excesso de acidez. Sabemos há muito tempo que a chuva ácida prejudica as árvores porque danifica o solo. Mas muitas pessoas sentem-se igualmente tão mal como as árvores devido ao seu excesso de acidez — infelizmente este ainda é um tema limitado aos âmbitos excêntricos da medicina.

A acidez demasiada do corpo e as suas conseqüências

O corpo se explora exaustivamente, a fim de neutralizar o excesso de ácidos. Essa é a causa de muitas doenças.

Todo desequilíbrio entre ácido e base é ruim para a saúde. Certamente os ácidos são necessários para a obtenção de energia. No entanto, quando predominam, eles não podem ser eliminados pelos rins e intestinos e precisam das bases para serem neutralizados. Isso não é nenhum problema para o corpo enquanto ainda houver reservas de bases — e a pessoa não continuar a entrar no âmbito dos ácidos. Nesse sentido, é importante saber que toda espécie de *stress*, o barulho, o sono sobre veios de água ou o *smog* elétrico, muitos medicamentos e doenças agudas provocam excedente ainda maior de ácidos.

Muitas pessoas devem perguntar-se como sobrevivemos a tudo isso — podemos sobreviver com isso por mais ou menos bastante tempo, se partirmos de que o enfarte cardíaco e o derrame são as conseqüências mais perigosas do excesso de ácidos. A questão então é: a que preço? Porque, para neutralizar os ácidos agressivos e manter estável o índice do Ph do sangue, o corpo se serve desenfreadamente de si mesmo. Ele retira o cálcio que atua como base dos dentes, sendo as cáries a conseqüência. Ele o tira dos ossos — a origem bioquímica da osteoporose, sobretudo no período pós-menopausa, quando a mulher não perde mais uma parte das substâncias nocivas com a menstruação. E ele sacrifica o magnésio básico dos músculos, o que tem como resultado as câimbras e enxaquecas. O músculo cardíaco também não é poupado: além do magnésio ele também tem de entregar o cálcio que atua como base, o que muitas vezes provoca distúrbios do ritmo cardíaco.

Quando a neutralização não é bem-sucedida, o coração que sofre com a falta de minerais corre o risco maior.

Mas também quando a neutralização dá certo, o problema ainda não deixa de existir. Os resíduos da neutralização em parte podem ser excretados imediatamente; o resto, como já descrevemos, se sedimenta ali onde não prejudica partes do corpo essenciais à vida. No entanto, como um todo, o organismo é comprometido, e até as dores podem deixar visível aqui a sua causa física. Com as dores, por fim o tecido atingido grita por socorro, que deve consistir na eliminação dos ácidos, ou seja, na neutralização do excesso de ácidos.

Para evitar tudo isso, temos de mudar nossos hábitos alimentares: comer mais verduras e frutas e reduzir ao mesmo tempo os gêneros alimentícios ácidos e os formadores de acidez. No entanto, ainda mais importante é uma mudança nos hábitos de vida. A exigência excessiva crônica, que hoje denominamos *stress*, precisa ser eliminada. O objetivo é um estilo de vida equilibrado. Quem vive em harmonia com as suas necessidades psíquicas, está em melhor situação para manter a harmonia também no corpo.

A maioria dos alimentos que têm um efeito ácido não tem sabor azedo, mas é metabolizada como ácidos.

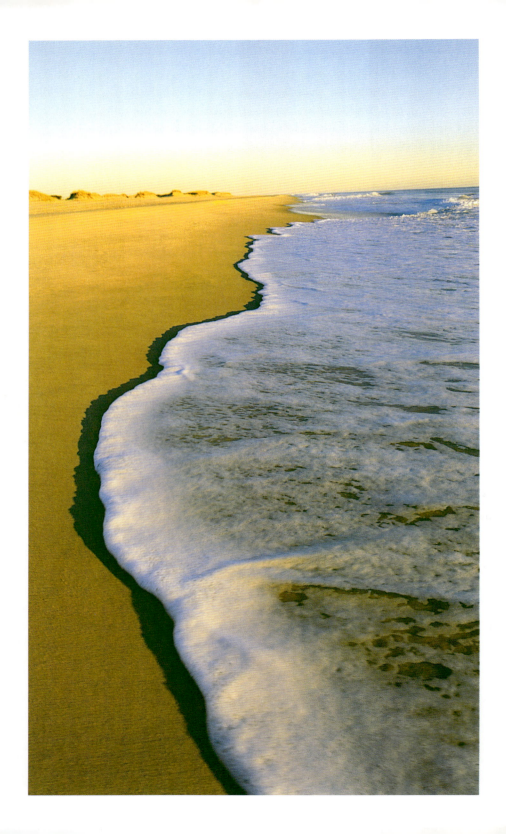

Soltar... A Oportunidade de Libertar-se

Soltar-se tornou-se a palavra-chave em muitos âmbitos. Enquanto isso, movida pela necessidade, até mesmo a política recomenda desapegar-se de antigas exigências e padrões. No cenário da consciência e da saúde, desapegar-se sempre foi a isca e o ponto em torno do qual gira todo o progresso interior. "Se eu conseguisse desapegar-me dos antigos relacionamentos, do velho emprego ou das histórias antigas sejam elas quais forem..." é um queixa freqüente.

Quem aprende a desapegar-se, resolve melhor uma situação de transformação. Busque rituais ou métodos que lhe facilitem o desapego e que você possa usar no momento adequado.

No que se refere às grandes transições da vida, nós nos apegamos obstinadamente ao antigo, não conseguimos largá-lo e, assim, não estamos abertos para o passo seguinte. Com o culto da juventude que impera no momento atual, quase não é de admirar que não desejemos largar a juventude e, portanto, quase não nos tornamos adultos. Na transição ainda mais difícil da meia-idade, temos menos sucesso ainda em nos desapegarmos a tempo e deixarmos o passado para trás e envelhecermos com dignidade. Finalmente, o último desapego, a morte, é o maior problema das pessoas modernas. Quando desapegar-se da vida não dá certo, a morte é um sofrimento e muitas vezes o período depois dela é horrível. O livro *As crises da Vida como Oportunidades de Desenvolvimento* oferece uma abundância de indicações de como lidar com a grande crise da vida do ponto de vista profissional, passando pelo âmbito dos relacionamentos, até chegar às crises espirituais; ele mostra como é possível encontrar uma nova direção na vida por meio dos rituais de desapego e mudança de pólo.

Libertar-se em todos os âmbitos

No caminho espiritual, o desapego também é o último objetivo e, com isso, o mais importante. Assim como temos de largar e deixar para trás o mundo material que o "homem da foice" corta sem piedade ao morrermos, todo o supérfluo também tem de ser abandonado ao nos encontrarmos com o guardião do limiar. Ele, que guarda o caminho daqui para o mundo transcendental, não permite a passagem sem termos nos desapegado totalmente de tudo em todos os âmbitos.

Desapegar-se significa ir em frente e desenvolver-se. Apegar-se significa estagnação, o que é contra a natureza e conseqüentemente nos torna infelizes.

Esse desapego total precisa ser praticado já em vida e, em última análise, visa libertar-nos do erro do tempo, a fim de chegarmos totalmente ao aqui e agora. Isso também inclui libertar-nos de toda resistência que, em essência, resulta do erro do tempo. O estado de fluidez tão almejado segundo a natureza pressupõe um constante desapego. Heráclito já sabia que *panta rhei* — tudo flui. Ao contrário, todo apego termina em sofrimento. Sabemos inclusive que as tentativas de reter a felicidade, acabam levando à infelicidade. Com isso, o desapego torna-se simplesmente a chave no caminho do desenvolvimento; ele é o pressuposto para a derradeira união com tudo.

Por sorte, esse grande desapego pode ser praticado maravilhosamente em pequenas ocasiões. Enquanto não nos desapegamos no plano concreto, quase não é possível largar alguma coisa no sentido figurado. As experiências da psicoterapia mostram isso de modo drástico. Por exemplo, é infinitamente difícil motivar os pacientes que sofrem de prisão de ventre a se soltar. Se, ao contrário, o intestino for curado e a soltura nesse plano for corrigida, também é muito mais fácil fazer escoar os conteúdos sombrios da consciência.

O mundo subterrâneo da consciência tem muito mais relação com o corpo do que imaginamos hoje. Milton Erickson, pai da hipnoterapia, certa vez aconselhou uma paciente que sofria de frigidez a sentar-se diante de uma geladeira e, num ritual de várias horas ficar observando o seu degelo gota por gota. O resultado deve ter sido muito notável. A experiência sensorial estimulou o desapego da couraça interior de gelo e, com isso, liberou seu próprio fogo erótico interior.

Nas meditações orientadas, podemos igualmente observar o entrelaçamento estreito entre o corpo e o espírito. Por exemplo, enquanto as pessoas que meditam seguram algo na mão, elas não conseguem desligar-se realmente na consciência. Mas se conseguirmos levá-las a mover-se, a largar a bolsa ou o gravador de fitas, a soltura acontece perceptivelmente com mais facilidade na consciência. De modo semelhante, isso acontece com a posição das pernas ao nos sentarmos numa cadeira ao meditar. Se elas forem mantidas juntas em virtude das convenções da educação, o soltar-se é dificultado e até mesmo impedido. No entanto, no momento em que relaxarmos as pernas, todas as tensões possíveis se descontraem em outros planos, e a soltura acontece como que por si mesma.

As qualidades terapêuticas da água

Podemos usar esse paralelismo dos âmbitos em nosso proveito. Quem não sabe nadar, na maioria das vezes tem um problema de desapego no âmbito psíquico, pois este se encarna por meio do elemento água. Quem, portanto, não quer entregar-se à água, com freqüência demonstra com isso como quase não confia nas paisagens psíquicas. Nadar não é uma questão de técnica, visto que quase todas as pessoas conseguem boiar imóveis na água. Basta erguermos os braços acima da cabeça e entregarmo-nos sem medo. Naturalmente as pessoas podem afogar-se, mas isso se deve principalmente ao seu medo e aos movimentos descontrolados e deve-se menos ao fato de as águas as puxarem para o fundo — quem as puxa é o próprio medo. A água pode assim tornar-se uma parceira ideal nos exercícios de libertação. O aprendizado consciente da natação já adquire as qualidades de uma psicoterapia quando tomamos consciência desse inter-relacionamento. Quem sabe nadar, mas tem de manter a cabeça sempre acima da água, pode realmente aprender a nadar corretamente com o passo seguinte, e mudar do estilo de proteção ao penteado de rainha inglesa para o dos golfinhos ou, ao menos, o dos sapos.

Quem aprende a sentir-se bem flutuando na água, já se reconciliou bastante com o mundo psíquico e consegue soltar-se com relação a um ponto importante para a vida. Muito grande

Não se afogar não é uma questão de técnica, mas uma questão de não ter medo. Quando confiamos nela, a água nos sustenta.

Exercícios de libertação na água são muito eficazes tanto para os problemas básicos de desapego quanto para as verdadeiras situações de crise.

é o efeito e muito simples é o processo, pois é possível dominar o exercício em pouco tempo em qualquer piscina aquecida. Durante um estágio de transição podemos ajudar-nos com bóias pouco infladas, que podem servir de apoios de confiança presos aos pés.

Naturalmente, a água também é um meio inicial ideal para todos os exercícios de deixar cair, que nada mais significam do que soltar. Percebemos bem que aqui não se trata de saltar, mas sim de deixar-se cair lenta e conscientemente, a fim de realmente sentir a queda e principalmente, o ponto a partir do qual não há mais volta e, com isso, nenhuma segurança. A altura a partir da qual se pratica a queda nem é muito importante, e podemos muito bem começar com a beirada da piscina. Por fim, talvez até se aprecie a queda livre, como os ginastas e pára-quedistas demonstram com tanto prazer.

Soltar-se e cair sem medo

Deixar-se cair com total confiança e ser apanhado/ sustentado é uma experiência libertadora. Assim é possível apoiar os processos psíquicos de desapego.

Naturalmente podemos muito bem fazer os exercícios de libertar-se no seco, por exemplo, na forma de meditações orientadas. Mais tarde voltarei a elas, visto que representam um papel importante em correlação com a limpeza de resíduos nocivos. Um dos exercícios mais profundos de desapego por certo é a experiência da meditação associada, sobre a qual ainda falarei, visto que ela pode contribuir essencialmente para a limpeza dos resíduos. Crianças pequenas já fazem exercícios bem concretos de soltar-se com prazer, quando se "jogam precipitadamente" do muro baixo nos braços dos pais. Algo semelhante acontece quando são lançadas para cima a fim de serem pegas novamente pelo pai. As crianças que se divertem com essas brincadeiras, demonstram ter uma confiança primordial saudável e a capacidade de libertar-se do medo de não serem apanhadas pela vida.

Num apreciado exercício em grupo, os membros formam um círculo, um participante se coloca bem rígido no centro e se deixa cair em qualquer direção, na expectativa bem fundamentada de que o grupo irá segurá-lo. No caso de serem três pessoas, dois apanhadores podem estender os braços para segurar a terceira pessoa.

Hoje os adultos treinam isso em seminários específicos. Por exemplo, eles se deixam cair de uma plataforma, presos por uma corda elástica ou mesmo de um avião, com a esperança de que o pára-quedas se abra.

Naturalmente, o grupo também tem a possibilidade de segurar integrantes isolados do grupo em sentido figurado, quando estes se entregam e se rendem aos processos psíquicos. Na verdade, a psicoterapia de grupo vive dessa esperança. Todos esses exercícios podem dar grandes resultados libertadores quando o ponto da queda é vivido com suficiente consciência.

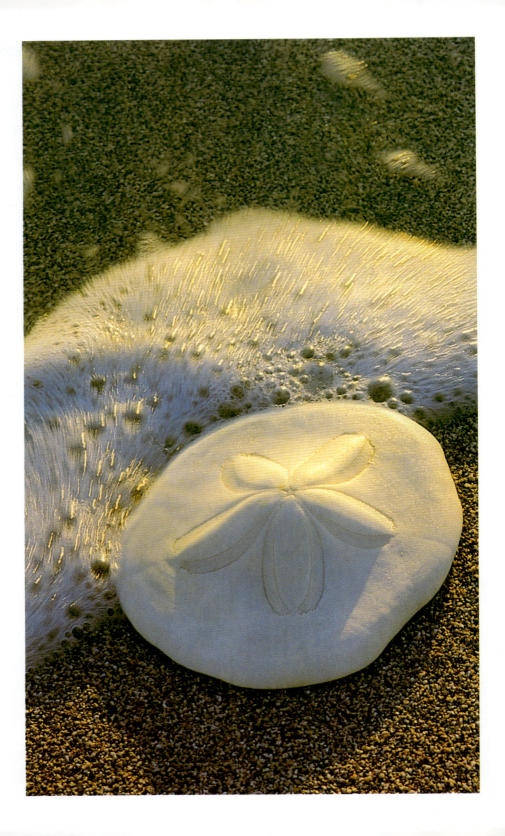

Outras Medidas de Desintoxicação e de Limpeza de Resíduos Nocivos

Meditações orientadas para a purificação interior

Na experiência de aconselhamento durante os seminários de jejum, há décadas revela-se o valor das meditações orientadas em correlação com os processos de limpeza. É evidente que o organismo físico se solta melhor quando a alma também está disposta a fazer o mesmo. Quase não existe outro método para obter de modo tão fácil o trabalho conjunto da alma como as "viagens para o interior". De fato, pôde-se comprovar em vários âmbitos que o corpo e a alma andam de mãos dadas e se apóiam mutuamente. Quando um paciente com câncer não combate o seu tumor apenas com os métodos agressivos dos médicos, mas por sua vez assume posição combativa nos âmbitos interiores das imagens psíquicas, segundo as pesquisas de Carl Simonton, sua sobrevida é mais do que duplicada. Quando os pacientes de psicoterapia regularizam sua digestão e com isso as condições no seu mundo subterrâneo físico, o progresso da psicoterapia é muito mais rápido em comparação com os progressos anteriores. O desapego num âmbito sempre dará frutos no outro numa medida surpreendente.

Desapegar-se no âmbito físico gera independência psíquica. E, em contrapartida, o desapego no âmbito psíquico pode ajudar-nos a lidar melhor com os problemas físicos.

Quase todos os procedimentos de desintoxicação e de limpeza de resíduos nocivos que abordamos aqui precisam de tempo, e este pode ser usado de modo ideal nas meditações orientadas. Quem estiver acostumado vai usá-las quase automaticamente para apoiar decisivamente os processos de limpeza. As imagens interiores representam um momento decisivo em praticamente todos os exercícios de desapego. Além das meditações que as pessoas fazem na posição deitada ou sentadas eretas, naturalmente coisas tão naturais como o banho matinal de chuveiro podem transformar-se num ritual de limpeza muito eficaz e de alcance profun-

Quem aprende a tomar conhecimento da sua voz interior, tem um conselheiro inestimável e incorruptível para todas as situações da vida.

do devido à inclusão das imagens interiores. Lavar as mãos antes das refeições pode desenvolver-se em um passo essencial de limpeza por meio da imaginação, quando, por exemplo, aceitamos a idéia plástica de que, ao lavar as mãos, nos lavamos da culpa e nos entregamos à refeição com toda a consciência no momento seguinte.

Toda a nossa instrução se baseia — *nomen est omen* — em imagens interiores. Usá-las é tão simples como significativo. Toda criança tem essa capacidade e isso acontece todas as noites, quer tenhamos ou não consciência. Auxiliar essa tarefa com *mais consciência* pode significar o passo decisivo para facilitar o acesso ao "médico interior" e, desse modo, à própria voz interior. Isso pode levar-nos aos nossos quase esquecidos instintos e, portanto, é o passo essencial para dissolver todos os resíduos nocivos e impedir a criação de novos. Quem consegue confiar nessa instância interior, acessível a qualquer momento por meio das nossas imagens interiores, não só evita cometer erros em relação à alimentação no futuro, mas também se poupa do mal-estar e da intoxicação.

Informações mais exatas sobre os livros mencionados, fitas cassete e CDs estão no apêndice.

O livro *Reisen nach Innen — geführte Meditationen auf dem Weg zu sich selbst* [Viagens para o interior — meditações orientadas no caminho para si mesmo], com as duas fitas cassete que o acompanham, possibilita um bom acesso ao mundo das imagens interiores. Programas avançados que se preservaram muito bem neste contexto, são as duas fitas cassetes duplas *Elemente-Rituale* [Rituais dos elementos] e *Heilungs Rituale* [Rituais de cura]. Quem investe um pouco de tempo nesses rituais é regiamente recompensado, porque os mundos de imagens que muitas vezes foram soterrados ou reprimidos no inconsciente desde a infância nunca se apagaram, na verdade, e são bem simples de reavivar. Essas "viagens para o interior" podem ser divertidas e, com dedicação, fazem sombra até mesmo às viagens exteriores.

Mesmo quando o impulso para esse passo nos mundos das imagens interiores resulta da pressão causada pelos quadros mórbidos, as viagens da alma continuam sendo um dos mais agradáveis passos terapêuticos dados por conta própria. Recomendáveis para o nosso tema nesse contexto são as fitas cassete *Verdauungsprobleme* [Problemas de Digestão] ou *Gewichtsprobleme* [Problemas de peso] que se ocupam diretamente com os órgãos e temas da desintoxicação. Com o princípio correspondente também são úteis as fitas cassete *Suchtproblem* [Problemas com o vício] e *Rauchen* [O fumo].

O Hatha–yoga eleva o fluxo de energia

O yoga é mais do que uma mera possibilidade de aperfeiçoamento do corpo. Naturalmente ele torna a pessoa mais flexível e ágil; porém, praticado com a sintonização correta, ele pode fazer muito mais. Existem diferentes direções do yoga, que bem generalizadamente se define como "o caminho para o conhecimento de Deus". Entre nós, do Ocidente, quando se fala em yoga estamos falando do hatha-yoga, uma mistura de exercícios físicos (asana) e técnicas de respiração (pranayama). Nos exercícios trata-se do efeito recíproco de tensão e descontração. Quando a tranqüilidade interior acontece por meio do exercício e da respiração, o corpo reage, abre as glândulas e os depósitos de tóxico, põe as energias em movimento e causa a eliminação dos resíduos nocivos. Mas o yoga não funciona somente na direção da saúde e da beleza — ele também é um caminho espiritual que pressupõe e estimula uma postura interior.

Como iniciante, você só deve praticar o yoga sob orientação. Assim você não cometerá erros na execução dos exercícios — e um grupo ou um bom professor podem ser muito inspiradores.

Cursos de yoga, livros sobre yoga e videocassetes mostram como cada exercício deve ser executado. Comece lentamente e aumente cuidadosamente a velocidade. É mais importante sentir os exercícios e deixar as energias fluir, do que conseguir manter cada posição a qualquer preço. Com o passar do tempo você sentirá interiormente os progressos e será recompensado com aumento de energia, boa aparência, bem-estar e saúde.

O Qi Gong traz harmonia à vida

Quando estimulamos o fluxo de energia de modo a que ela possa fluir livremente, a pessoa sente-se melhor em seu corpo e sente que é mais fácil desapegar-se das coisas de que não precisa mais. Se os meridianos estiverem bloqueados, a transmissão de informações importantes para a vida é perturbada. Desse modo podem surgir as doenças dos vasos sangüíneos quando, por exemplo, "os meridianos, que vão do coração para o sistema ner-

Shiatsu descalço para leigos

O Shiatsu descalço é uma variante que também os leigos podem aplicar-se mutuamente. Uma pessoa deita-se de barriga para baixo, de preferência no chão. Os pés devem estar bem relaxados e virados para fora sobre uma almofada fina. A outra começa, primeiro cuidadosamente, depois com todo o peso a mexer na sola dos pés da pessoa que está sendo tratada. Com isso o meridiano dos rins é fortemente ativado, pois no centro da sola dos pés está um ponto renal especialmente importante. A energia é conduzida da cabeça para baixo (o que é bom para as dores de cabeça devidas à intoxicação e ao excesso de tensão) e a desintoxicação é movimentada por meio dos rins.

Quando milhões de pessoas de todas as faixas etárias na China ou Coréia praticam o Qi Gong nos parques pela manhã, por trás disso existe uma experiência milenar positiva.

voso central não transmitem as informações correspondentes sobre a sedimentação de colesterol, ou quando os meridianos que percorrem o sentido contrário do sistema nervoso central para o coração não dão as correspondentes indicações para a formação dos hormônios necessários", esclarece Wong Kiew Kit em seu livro *Die Kunst des Qi Gong* [A Arte do Qi Gong]. Ele enfatiza a eficácia do Qi Gong na prevenção e cura das doenças orgânicas e degenerativas. Com base em conhecimentos cientificamente seguros, eu não tenho nenhuma dúvida de que um fluxo funcional no sistema de vasos sangüíneos é decisivo para a eliminação dos resíduos nocivos do metabolismo. Sabemos também que um sistema linfático intacto é de significado central para o escoamento da água dos tecidos. Que o sistema nervoso tem de fun-

Massagem das zonas de reflexologia das orelhas

Uma das massagens de zonas de reflexologia mais simples e fáceis de fazer é a das próprias orelhas. Em cada orelha está retratado o ser humano como um todo. Aí encontramos todos os órgãos e estruturas do nosso corpo. Seu formato sugere um ser humano em postura fetal com a cabeça para baixo, portanto, no lóbulo. Aí também começa a massagem, que é feita em ambas orelhas uma depois da outra ou também ao mesmo tempo.

- Massageamos muito bem o lóbulo — a cabeça — até que ela pareça quente, intumescida ou viva.
- Então levamos o polegar e o indicador para cima, para massagear em volta da orelha — o pescoço, o peito e a coluna lombar.
- Agora os dedos indicadores passeiam pelos vales e abismos da orelha e assim alcançam todas as regiões e órgãos.

cionar para manter o corpo em bom funcionamento é uma verdade rudimentar. Mas somente com o Oriente pudemos aprender que o fluxo de energia nos meridianos também é de grande importância para o funcionamento harmonioso e, sobretudo, prazeroso das funções corporais. Todos os exercícios que atuam nesse sentido, gerando harmonia, podem apoiar os processos de limpeza de resíduos nocivos de modo agradável e muito eficaz. Além do Qi Gong, é igualmente eficaz o Tai Chi. Para quem se interessar pelo tema, indico o livro *"Auf den Schwingen des Drachen"* [No balanço do dragão] de Nikolaus Klein, que graças a anos de experiência com as artes marciais e doutrinas orientais de movimentação desenvolveu uma espécie de sistema ocidental de Qi Gong.

A massagem nas orelhas coloca a circulação em movimento e mostra-se muito útil nos casos de pressão arterial baixa. Assim que a circulação é estimulada, a limpeza dos resíduos nocivos também é iniciada da melhor maneira.

A massagem da orelha vivifica todo o corpo e apóia os processos de limpeza de resíduos nocivos. Mas também no sentido figurado é muito curativo fazer de vez em quando uma massagem nas próprias orelhas. Quem transforma esse exercício fácil num ritual matinal, automaticamente começa o dia com uma postura ideal de responsabilidade pessoal.

A respiração controlada

Os efeitos desse método são muito complexos para serem apresentados num único livro. Contudo, os seus efeitos são tão importantes para a desintoxicação que devem ao menos ser mencionados brevemente aqui.

A respiração controlada providencia duradouramente ar e energia vital para o organismo.

Nenhum método nos permite eliminar a acidez do corpo tão depressa e duradouramente como esse. Por meio da respiração controlada o ácido carbônico, que nada mais é do que gás carbônico, é exalado continuamente. Não existe nenhum outro método com o qual o organismo seja inundado tão eficazmente com ar ou energia vital. Prova de que isso é bom para os tecidos demonstram as tentativas dos agentes de cura e dos médicos de ministrarem aos seus pacientes sangue enriquecido com oxigênio ou ozônio, ou também o método da terapia do oxigênio em vários passos segundo Ardenne, uma forma intensiva de oxigenação do sangue, que ainda precisa ser discutida. Essa reanimação de todos os tecidos e órgãos possíveis não é realmente um verdadeiro rejuvenescimento, mas é o que mais se aproxima dele — principalmente se este estiver em ligação com os efeitos psíquicos.

Se um pouco de sangue enriquecido de oxigênio injetado nas nádegas ajuda tanto o corpo quanto se afirma, é fácil deduzir que a inundação do mesmo com oxigênio pelo caminho natural tem em seu efeito uma profundidade e conseqüência bem diferentes. Ainda é preciso esclarecer um mal-entendido relativo ao nome oxigênio (do gr. *oxys*, azedo + *genos*, geração). Esse elixir da vida não torna azedo, ao contrário, reanima num sentido ainda não totalmente compreendido. É provável que o nome hindu *prana*, que significa o mesmo que energia vital, seja mais adequado. De fato, aquelas pessoas que praticam regularmente a respiração controlada, sentem o prana como um elixir da vida, que transporta a saúde efervescente até os últimos e mais distantes pontos do corpo.

Mesmo que o procedimento seja presumivelmente fácil e realmente consista em deixar a inspiração e a expiração fluírem uma na outra sem pausas, ainda é obrigatoriamente necessário fazer ao menos as primeiras três experiências com um terapeuta treinado nesse método de respiração. Isso não se deve aos mencionados efeitos da medicina natural como a eliminação da acidez e a energização, mas às experiências psíquicas que acompanham esses processos, que podem chegar muito longe, até estados de flutuação incorpórea e vivências de energia, que possivelmente ultrapassem o enquadramento do que se viveu até o momento.

Os berços de kundalini

O método mais simples e natural de oscilação é embalar.

A mais surpreendente novidade no que se refere à redução da tensão certamente são os berços de energia ou berços da kundalini. Eles com certeza se imporão em ampla base e criarão um campo em que será totalmente normal buscar momentos agitados de descontração e leve flutuação também com ajuda técnica. Enquanto este pensamento com o seu forte relacionamento com a natureza deparar com um ceticismo surpreendente no cenário espiritual, esse tipo de reservas não deve representar nenhum papel no cenário do bem-estar.

Afinal, depois de décadas de lida com os fenômenos de oscilação é surpreendente o tempo que necessitamos para descobrir outra vez o método mais natural de oscilação do qual pode-

OUTRAS MEDIDAS DE DESINTOXICAÇÃO E DE LIMPEZA DE RESÍDUOS NOCIVOS

mos nos servir: embalar. Todo ser humano passa dez meses lunares no ventre materno sendo embalado pelos movimentos da respiração; cada passo da nossa mãe nessa ocasião embalou-nos suavemente no líquido amniótico. Nenhum ritmo é mais profundamente natural para nós, nenhum embalo mais conhecido. Depois do parto fomos embalados nos braços da mãe; para dormir havia um berço, e hoje quando não sabem mais o que fazer, os pais desesperados levam seu filhos para passear de carro ao redor do quarteirão até que eles adormeçam em virtude do ritmo de embalo que até mesmo um carro produz. Mais tarde, fomos atraídos pelos balanços e gangorras dos parques; muito depois, em festas populares, pelos veículos em princípio iguais, embora mais refinados, como os balanços em forma de barco. Logo depois estamos sentados sonhadoramente nos embalos de Hollywood e na dança nos deixamos embalar nos braços do parceiro; por prazer viajamos apaixonados no balanço dos barcos a remo pelos rios ou gozamos o balanço dos barcos a vapor ou sobre o lombo dos cavalos. Ao que parece, a felicidade desta Terra está nas costas do cavalo, o que pode se dever tanto às suas oscilações rítmicas como também ao relacionamento emocional com o animal. Movimentamo-nos oscilando ao praticar esqui e, bem no final da vida, muitas pessoas acabam sentadas numa cadeira de balanço, preparando dessa maneira uma oscilante noite da vida. Portanto, gostamos de ser embalados e sempre fugimos para isso. Também a oscilação rítmica para cá e para lá das crianças abandonadas nos orfanatos precisa ser classificada aqui, pois parece ser a última âncora que mantém essas crianças com vida. Não poder mais oscilar junto, como acontece com as pessoas que perderam sua audição, parece ser um dos golpes mais pesados do destino.

Assim, não é de admirar que essa oscilação também faça um bem que ultrapassa todas as medidas para os adultos no seu caminho de vida. Os berços-kundalini, que proporcionam uma bela vivência de oscilação, tiveram um desenvolvimento verdadeiramente rápido dentro de um curto espaço de tempo.

Num espaço de tempo muito curto os berços-kundalini tiveram um desenvolvimento verdadeiramente rápido.

Tecnicamente, o todo é mais do que simples: colocamos os nossos pés num berço e nos deixamos oscilar a partir de baixo. No caso de pessoas muito flexíveis, um movimento sinuoso como o de uma serpente passará por todo o corpo chegando até a cabeça. Quando o exercício de movimentos sinuosos chegar ao fim, depois de 10 a 15 minutos, sentimos como ondas interiores de energia sobem pela coluna na súbita calma exterior em que entramos, e não é raro que tenhamos uma sensação de leveza flutuante, que pode ser comparada com as sensações experimentadas depois das sessões de respiração controlada. A experiência é tão bela que a maioria das pessoas busca repetição, que em geral não perde em intensidade mas, ao contrário, com o tempo aumenta ainda mais, porque o corpo torna-se cada vez mais permeável ao movimento oscilatório.

Pessoas menos flexíveis de início podem bloquear a oscilação no âmbito da bacia, de modo que a onda não chega mais à cabeça. Então a vivência da energia é correspondentemente reduzida. Aqui também podemos reconhecer a tendência de que cada exercício supera o anterior e, praticamente sem esforço ativo, as pessoas se tornam mais soltas e descontraídas. Exatamente nelas a modificação pela oscilação se torna especialmente clara. A vida ganha ritmo, a bacia torna-se mais flexível e animada e bem generalizadamente toda a energia vital é estimulada.

Quem oscila regularmente dessa maneira é mais equilibrado. Por exemplo, começar o dia deixando-se embalar prazerosamente todas as manhãs é uma experiência maravilhosa. Esse ritual não pode ser comparado ao já mencionado ritual tradicional de nos pesarmos na balança no que se refere a darmos um enquadramento ao dia e deixar-nos mimar agradavelmente.

É sem dúvida muita sorte que tudo isso se torne possível a um mero pressionar de botão, numa época como a nossa, que supervaloriza o que é prático e quer ter tudo imediatamente e sem esforço pessoal. Mas por que não podemos receber e também aceitar esse presente da técnica, sob a qual temos de esforçar-nos um pouco? Certamente não é nenhum acaso que esses aparelhos cheguem até nós justamente agora, depois de existirem há muito tempo no Japão e em Taiwan. Aqui eles eram tão desconhecidos que em parte tivemos a sensação de os estarmos redescobrindo.

Os efeitos são múltiplos e na forma de um grande leque. A fase de oscilação ativa já é relativamente agradável para muitas pessoas. E com o tempo ela se torna tanto melhor quanto mais pudermos entregar-nos ao ritmo — no caso ideal regulável — e cada vez mais prazeroso. Com o tempo, a experiência da energia passiva é considerada por quase todas as pessoas como feliz, e desemboca numa descontração estranhamente profunda. Assim sendo, o ritual do berço é a preparação ideal para as meditações orientadas que, começando nesse nível de transe profundo, atuam de modo incomparável, descontraindo e elevando ao mesmo tempo. Devido à maior profundidade do transe, as experiências em geral também são melhores. Pessoas muito intelectualizadas, que tendem a bloquear-se facilmente nessas ocasiões, ainda têm a chance irrecusável de mergulhar nas profundezas da própria alma. Mas, por assim dizer, trata-se também de uma boa preparação para desempenhos esportivos, pois a pessoa se deixa embalar. Do mesmo modo, podemos usar a unidade do berço como preparação para o alongamento e constatar como nos alongamos melhor e mais facilmente quando nos embalamos muito bem primeiro.

É por isso que às intensivas experiências de soltar-se ainda se acrescem as da limpeza dos resíduos nocivos, pois é óbvio que o ritual do berço estimula a irrigação sangüínea e com isso a quota do metabolismo. No Japão, onde os primeiros aparelhos chegaram ao mercado como as assim chamadas máquinas de chi, parte-se até mesmo de uma intensificação da respiração. Subjetivamente, alguns usuários também têm a sensação de sacudir para fora aquilo de que não necessitam mais — e isso tanto pode relacionar-se com o lastro corporal quanto com o lastro psíquico.

O ritual do berço como preparação ideal para as meditações orientadas.

O único problema são os próprios aparelhos e muitos dos seus fabricantes e vendedores. Quando apresentei pela primeira vez esse princípio em 2001 no livro *Die Leichtigkeit des Schwebens* [A Leveza de flutuar] e mencionei um fabricante que para mim tinha o melhor conceito, disso resultou uma tal contenda jurídica que os últimos exemplares da edição do livro tiveram de ser destruídos. Depois dessa experiência não farei mais isso, mas realmente apresentarei alguns critérios importantes segundo os quais podemos nos orientar. Além disso, Balthasar Wanz, do Heil-Kunde Instituto Graz/Hitzendorf, já se declarou sempre disposto a oferecer os aparelhos de última geração.

Intensificação da respiração por meio das "máquinas de chi".

É importante que os aparelhos tenham freqüência oscilatória regulável, de modo a que possamos começar suavemente e terminar intensivamente, a fim de experimentar o máximo do efeito da energia da kundalini. Além disso, seu estofo deve ser macio para que os pés não venham a sofrer e, ao mesmo tempo, fiquem tão firmes que não escorreguem de um lado para outro "durante o trabalho". Eles também devem ser suficientemente fortes para suportar longas horas de carga elevada. Nos nossos seminários eles são muito solicitados, não é uma recomendação para o uso doméstico, no entanto, que requer menos carga. Finalmente, eles devem ter uma garantia de no mínimo um ano (com os preços que variam de 500 a 800 euros), melhor ainda de dois anos. Como último motivo eu não compraria aparelhos tão caros num posto de venda qualquer, mas somente numa firma ou loja em que se possa esperar que os prazos da garantia realmente existam e em que se garanta a substituição ou o reparo dos aparelhos danificados.

Como as experiências de modo nenhum se tornam enfadonhas com o passar do tempo, um desses berços de kundalini é uma compra para muito tempo, e ele também deve funcionar durante bastante tempo. Garantir isso, com o tempo relativamente curto da experiência que temos com os aparelhos, não é simples, mas com base no grande número de relatos de experiências que chegam até nós, já é satisfatoriamente possível.

O berço do infinito

Esse desenvolvimento posterior do berço da kundalini levou a um conceito totalmente novo, que não substituiu a primeira geração de aparelhos, mas acrescentou-lhes um novo aspecto. O nome provém da forma do movimento. Aqui não é executado um movimento de vai-e-vem lateral, mas um movimento na forma de uma lemniscata, o símbolo do infinito. Além disso o aparelho se torna tecnicamente mais caro com a inclusão da programação das freqüências que são sentidas como sendo agradáveis, visto que começam muito suaves e brandas, para aumentar aos poucos e finalmente decrescer suavemente. Para a maioria das pessoas o efeito da kundalini de início é sentido de modo menos espetacular, mas, em compensação, o embalo é um prazer incomparável, que passa para um pairar suave. Ficamos deitados, agradavelmente leves sobre um travesseiro de ar, oscilando continuamente com movimentos delicados que se transferem para todo o corpo. Os usuários, em sua grande maioria, têm a sensação de estar pairando no espaço cósmico e quase gozam muito mais com essa experiência do que com os aparelhos da primeira geração.

Banhos de orgônio para a remoção da acidez, a limpeza dos resíduos nocivos e a regeneração

Poucas medidas para a remoção de resíduos nocivos são tão agradáveis como os banhos à base de orgônio. Essencialmente, todo banho com os sais básicos faz bem, visto que quase todos nós estamos com excesso de acidez e deveríamos levar em conta qualquer oportunidade de eliminá-la. No caso dos preparados de orgônio, ainda se acresce um efeito especialmente agradável para a pele, que fica aveludada e agradavelmente macia depois do banho. É evidente que a acidez se aglomera por toda a parte nos tecidos e é responsável por muitos fenômenos desagradáveis. Depois de meia hora ou, melhor ainda, de uma hora que entramos num banho de orgônio, no mais verdadeiro sentido do termo sentimo-nos como recém-nascidos, a pele macia e relaxada como a de um bebê; nós mesmos nos sentimos muito bem e como que totalmente renovados. Naturalmente aqui o relaxamento também acontece devido à água quente, mas o efeito principal deve-se à eliminação da acidez.

Podemos ainda molhar a cabeça com a água salina enquanto nos relaxamos no banho quente, pois a queda de cabelo também pode ser estimulada pela acidez excessiva do couro cabeludo — na analogia com a morte da floresta, que se deve essencialmente às chuvas ácidas que fazem o solo-mãe tornar-se azedo. Por que os nossos cabelos também não sofreriam danos no solo excessivamente ácido do couro cabeludo, como afirmam muitos terapeutas alternativos? Na prática há alguma coisa que comprova que ao menos a queda de cabelos pode ser detida por esse caminho.

Na verdade, o caminho da eliminação da acidez através da pele é muito mais agradável e biologicamente mais sensato do que o medicamento básico, que sempre neutraliza também a acidez estomacal, o que não é totalmente a nossa intenção. Toda pessoa pode sentir na primeira vez que a eliminação da acidez faz bem à pele.

Infelizmente, como o efeito de eliminação de acidez é forte, ele só pode ser medido subjetivamente, visto que — como em todos esses âmbitos — não há pesquisas científicas dignas de confiança, porque a ciência ainda não descobriu o tema do excesso de acidez. Enquanto isso, também existe a censura que diz que a eliminação de acidez não é científica, que é totalmente absurda. Pois quando algo continua não científico por tanto tempo até que seja cientificamente examinado, a ciência pode discriminar essa medida à vontade, o que ela de fato faz. Mas trata-se somente de uma questão de inteligência ver se existe alguma coisa mais nesses métodos de discriminação. Como parece, a ciência das universidades continuará castigando com o desprezo não só o tema da eliminação da acidez, mas muitos âmbitos da medicina alternativa, e facilmente ela poderia ainda ser difamada como não científica. Sendo assim, a conseqüência é que não é aceita pelos convênios médicos e, então, é inacessível para uma determinada parte da população. Em todo caso, não devemos deixar que esse jogo de intrigas estrague o nosso prazer com os banhos de eliminação de acidez.

Como construir um campo ideal para as curas de purificação

No Ocidente, aos poucos também tivemos acesso à idéia dos "campos" de energia e desenvolvemos idéias sobre o que se quis dizer com isso. Antigamente no Oriente, cuja doutrina do Feng Shui nos alcançou nos últimos anos, a lida consciente com o campo era simplesmente natural. Com relação a isso, também entre nós deve ter existido mais conhecimento, pois quase não encontramos casas antigas construídas sobre veios de água nocivos ou em lugares que sejam prejudiciais para a vida humana. Com base no materialismo que impera, só hoje descobrimos outra vez, com grande esforço, que por trás dos fins visíveis e invisíveis imperam leis que há muito tempo cunham muito mais a nossa realidade do que poderíamos sonhar.

Quanto a isso fazemos experiências competentes, mesmo que na maioria negativas, em diferentes setores da medicina. Por exemplo, nesse meio-tempo sabemos com exatidão que no vício da heroína, de início pouco se consegue com a privação física. O campo do vício é tão forte, que ele busca os dependentes de volta com grande efeito de sucção, mesmo quando o corpo foi desintoxicado com sucesso. No sentido positivo, por exemplo, meditando, podemos sentir o campo útil de um antigo mosteiro em que há séculos somente se cultivou a contemplação, a oração e a meditação.

O efeito dos campos no âmbito político pode esclarecer, por exemplo, por que a maquinaria do terror dos nazistas continuou de modo tão harmonioso até o final ou por que, quando o tempo ficou maduro, ruiu um bloco oriental depois do outro na Alemanha. Obviamente, há qualidades de tempo e espaço que permitem determinadas coisas e impedem outras. A voz do povo conhece esse fenômeno e talvez o defina na expressão vulgar "*Der Teufel scheisst immer auf den grössten Haufen*" [O diabo sempre defeca sobre o monte maior], com o que se quer dizer que dinheiro atrai ainda mais dinheiro. É evidente que aqui também existe um campo com efeito de sucção.

O tempo e o lugar corretos

Nesse contexto, é importante para nós avaliar como podem ser construídos os campos que tornam possível a desintoxicação e a limpeza de resíduos nocivos ou ao menos a facilitam. Certamente é vantajoso que muitas pessoas visem ao mesmo objetivo ao mesmo tempo. Assim fica claro o valor do antigo período de jejum. Quando milhões de pessoas visam alcançar o mesmo objetivo ao mesmo tempo por meio dos mesmos exercícios, por assim dizer a sua energia se potencializa e fica mais fácil para todas elas alcançar grandes objetivos. Muitas pessoas conhecem efeitos semelhantes por experiência própria com a música. Quando cantamos um cânon e diferentes grupos se encontram na mesma melodia e formam uma unidade vibratória, logo surge um per-

Os campos de energia influenciam os comportamentos, as situações, os estados de humor e os acontecimentos. Esses campos não são palpáveis; eles podem ser levados através de aposentos, pessoas ou espaços de tempo.

ceptível sentimento de grupo. As danças também podem atuar como fator de união, o que há milênios usamos para nos aproximar de outras pessoas e muitas vezes também dos deuses. Finalmente, a carga emocional pode contribuir bastante para a construção de um campo. Quando damos importância a algo, nós o carregamos automaticamente de energia. É por isso que o dinheiro também pode contribuir para a construção de um campo, se o carregarmos com coisas caras. Como nós tendemos a valorizar unicamente as coisas caras, hoje em dia, e no mundo materialista, o dinheiro até se tornou um meio muito eficaz para construir um campo.

O tempo certo e o espaço adequado podem estimular todo projeto, mas também no caso inverso dificultá-lo e até mesmo impedi-lo.

Naturalmente, é habilidoso apoiar-se num campo já existente, respectivamente usar suas energias para o próprio progresso. De modo semelhante como filiar-se ao período de jejum cristão institucionalizado há milênios pode ajudar mesmo se não formos cristãos, será imprescindível procurar um espaço apropriado para nós mesmos. Nem todo espaço pode suportar igualmente bem todo campo. Uma sala enfumaçada de um restaurante naturalmente é imprópria para uma experiência de jejum, não apenas pelo cheiro da fumaça, mas principalmente por causa de toda a inquietação que ali existe. Aposentos de mosteiros ou espaços na natureza, ao contrário, às vezes respiram justamente a calma e, conseqüentemente, são adequados.

Rituais religiosos comuns

Nos tempos antigos, os lugares que estimulavam a transformação se tornaram lugares para ritual e culto e, em parte, preservaram sua irradiação até hoje. Se não tivermos esses locais de força, podemos preparar os aposentos disponíveis com medidas de purificação, como a limpeza da atmosfera com incenso ou o som de sinos e tigelas acústicas. Mesmo que esses raciocínios nos pareçam um pouco estranhos à primeira vista, com certeza vale a pena fazer uma tentativa nessa direção. Seja como for, na nossa cultura já há suficientes exemplos claros, desde o incenso, passando pelos sinos das igrejas, os cantos litúrgicos até, mais recentemente, o cântico de mantras. Na verdade, é estranho, mas é evidente que nesse ínterim temos mais facilidade de lidar com elementos dos rituais hindus ou tibetanos do que com os cristãos. É por isso que preferimos cantar mantras indianos para construir um campo, do que tentarmos fazer o mesmo com o aleluia cristão. Mas talvez alguém passe dos mantras indianos aos do Gospel norte-americano e destes novamente para o aleluia, entendendo, afinal, que todas essas tentativas visam ao mesmo objetivo, isto é, construir um campo a fim de aproximar-se da unidade, ou seja, de Deus.

O jejum como ritual

Quanto melhor escolhermos o lapso de tempo, quanto mais importância dermos à nossa cura de limpeza de resíduos nocivos, quanto mais música e a correspondente vibração incluirmos no todo, e quanto mais guerreiros pudermos motivar a puxar a mesma corda, tanto melhores serão as nossas expectativas de sucesso, pois tanto mais estável se tornará o nosso campo. As experiências comunitárias contribuem notavelmente para a carga emocional e, com isso, também para o sucesso do projeto. Resumindo, podemos dizer que tudo o que contribui para transformar a cura num ritual, que traz consciência e envolvimento emocional ao projeto, pode contribuir muito decisivamente para o seu êxito.

A influência da Lua no jejum

Não precisamos enfatizar especialmente que os ciclos da natureza exercem efeito sobre nós. Se desconsiderarmos o ritmo do dia e da noite por um tempo mais prolongado, isso terá reflexos na nossa saúde. No entanto, na escolha do período favorável de tempo entram mais coisas no jogo do que os "livros da Lua" recomendam. Na experiência prática dos seminários de jejum mostrou-se que a Lua nem sequer desempenha um papel tão relevante como costumamos aceitar. Não pudemos constatar nenhuma disposição alterada do corpo para a limpeza de resíduos nocivos, mesmo que a influência da Lua na natureza seja indiscutivelmente muito grande e o crescimento das plantas seja decisivamente melhorado com a construção do jardim conforme as fases da Lua.

Com isso não se quer dizer que nós, humanos, não somos influenciados pelo andamento da Lua. Simplesmente, o ser huma-

> *Em última análise, não é a Lua, a estação do ano ou os períodos assinalados pelas religiões que determinam o melhor momento para a desintoxicação e a limpeza de resíduos nocivos. O melhor momento é o que nós mesmos escolhemos e é o pessoalmente adequado.*

no é espiritualmente mais forte e isso representa um papel superior. Assim, a influência dos astros também terá efeito no âmbito espiritual e, só então, influenciará o corpo. Portanto, é perfeitamente possível que a Lua esteja Minguante, mas que haja outras constelações no nosso horóscopo, que impeçam muito mais o processo de desapego. Mas também pode ser que a nossa convicção mais profunda seja querer desintoxicar e limpar os resíduos exatamente agora e que a Lua Crescente represente um papel secundário, simplesmente porque os nossos pensamentos são especialmente poderosos. A energia segue os pensamentos, digamos assim, e, portanto, o pensamento também determina o período de tempo correto.

O momento ideal para uma cura de limpeza de resíduos nocivos é pessoal

Antigamente, podíamos falar de um efeito de campo energético nos períodos de jejum religioso e, com isso, partir de um determinado efeito no espiritual; mas hoje só muito pouco desse efeito é sentido. Portanto, fica por nossa conta determinar o melhor momento para nós mesmos. É natural que uma pessoa que vive totalmente de acordo com o ritmo da natureza e também busque uma espécie de retiro, use essa força de renovação da natureza pa-

Menstruação — desintoxicação mensal

Um caminho de excreção importante e que freqüentemente passa despercebido às mulheres é o período da menstruação. Certamente essa sangria natural é uma boa possibilidade de livrar-se daquilo de que o organismo não precisa mais. É óbvio que todas as partes dos tecidos da mucosa do útero que se tornaram supérfluas podem ser excretadas por esse caminho. Seria estranho que o organismo, que trabalha com o máximo de inteligência, perdesse justamente uma possibilidade tão favorável de desintoxicação. Provavelmente, nessa possibilidade mensal de desintoxicação está também um motivo essencial para a expectativa de vida tão perceptivelmente mais alta das mulheres. Quando o sangue menstrual mostra indícios surpreendentes de desintoxicação, como por exemplo o cheiro forte, devemos acentuar mais os outros caminhos de desintoxicação para cuidar do alívio nesse âmbito tão sensível. Encontramos mais informações no livro *A Saúde da Mulher*.

ra si, mas também a perceberá melhor do que alguém que corre de um compromisso para outro, que não vê um pedaço de solo sem asfalto durante todo o ano e vive totalmente no ritmo da nossa época acelerada. Essa pessoa talvez leve mais em consideração a temperatura externa e use o período mais quente do ano para a sua cura, em vez de iniciá-la já no início da primavera. Contudo, há muito tempo nem todos os métodos usados na parte prática vão tão fundo que para executá-los se precise necessariamente de calma e isolamento. O sucesso de uma cura para todo o organismo é determinado pelo tamanho da disposição para a transformação certa no corpo, na mente e na alma.

A desintoxicação durante a menstruação pode ser estimulada com suaves estímulos de calor, talvez com uma compressa quente ou simplesmente com uma bolsa de água quente.

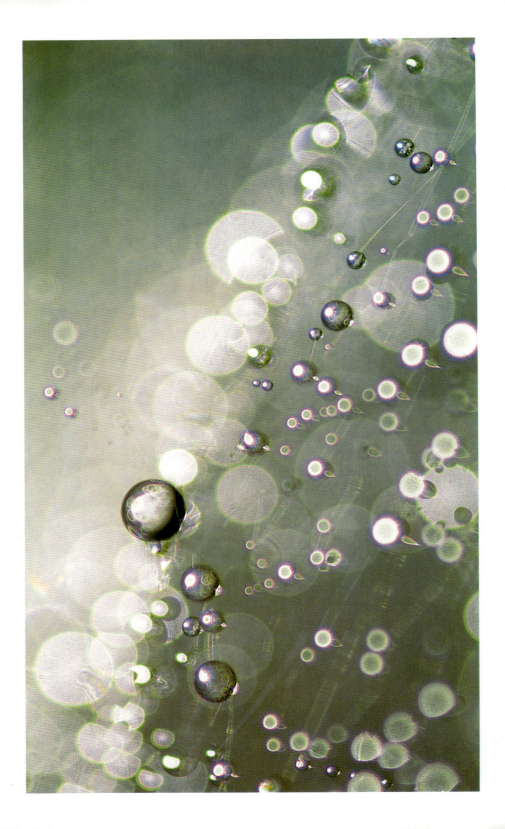

Água, Sal e Pão

A água, o sal e o pão satisfazem as necessidades básicas da vida. No que diz respeito à saúde, estamos no bom caminho quando essas necessidades são atendidas. A boa água é o melhor meio de solução e, com isso, também de limpeza de resíduos nocivos; o bom sal e o bom pão fornecem energia ao organismo. Ao redor dos três giram todos os contos de fada e mitos, que acentuam o seu significado tanto no âmbito concreto como no figurado. Falamos em água e pão da vida, e na Santa Ceia ele é empregado nesse sentido. Os imperadores romanos usavam o pão e o circo para manter o bom humor do povo, e até hoje muitas vezes a paz social depende do preço do pão. O pão nosso de cada dia tem um significado que ultrapassa as considerações calóricas. Não é por acaso que os cristãos recolhem pão para o mundo e não manteiga ou banha. O pão é simplesmente *o alimento*. Por isso, como primeiro alimento, ele se colocou no ponto central de interesse no cenário da saúde, que descobriu o pão muito antes da água e, com certeza, muito antes do sal. Mesmo na prisão mais severa, não se nega pão e água ao prisioneiro.

O efeito purificador da água

Nada tem tanto a ver conosco como a água; afinal, somos essencialmente constituídos por ela. Na doutrina ocidental dos elementos, a água é simbolicamente o mais feminino dos quatro elementos. Ela representa as qualidades fluentes da alma, a força purificadora e renovadora dessa substância adaptável que perfaz mais de três quartos do peso do nosso corpo no início da nossa vida. E mesmo perto do final da vida, não apenas quando nos tornamos *mais maduros*, mas sob muitos pontos de vista, ainda somos compostos por mais de dois terços de água.

Afinal, a água não é o mais importante, senão o único meio de dissolução de que o nosso organismo dispõe. Sem água abundante não é possível pensar em desintoxicação. Uma limpeza geral sem água suficiente é tão sem sentido como uma dieta de jejum sem água suficiente para lavar o organismo. Por isso, convém prestar alguma atenção à água. Em primeiro lugar, devemos beber bastante água, o que não é muito fácil para algumas pessoas, porque nunca adquiriram esse hábito. Não são poucas as pessoas que acabam buscando um psiquiatra, simplesmente porque estão totalmente ressecadas. Em vez de tratá-las com o remédio psíquico pesado Haloperidol, poderíamos ajudá-las bem mais com bastante água. Mas elas quase não a bebem e, assim sendo, têm de ingeri-la por via endovenosa. Um bom número de pessoas é internada em clínicas de tratamento só porque não tomam água suficiente por conta própria. Uma pessoa de 70 anos dificilmente aprende o que não aprendeu a fazer aos 30 anos.

Quantos copos de água são necessários, nós mesmos devemos imaginar. Um habitante da Baviera pode encher e beber quatro canecas de cerveja e para muitas outras pessoas bastariam 16 xícaras de café. Essa pode parecer uma quantidade considerável de água, mas necessitamos de água no verdadeiro sentido da palavra.

Estruturas misteriosas

Na estrutura polarizada da água também vemos expressa a nossa relação com a polaridade, o mundo da dualidade. Os dois átomos da água formam um ângulo com o oxigênio, que mantém toda a molécula em tensão polar. Presumivelmente, essa condição de tensão é responsável por muitos fenômenos importantes, mas nem por isso menos inexplicáveis para a vida no mundo aquático. É aí que está provavelmente o segredo da homeopatia, mas todas as maravilhosas capacidades da água na captação de modelos decisivos para a nossa vida certamente também têm aqui a sua origem. Por último ainda deve haver mistérios no líquido celular que, por falta de interesse da pesquisa das ciências naturais, só muito lentamente conseguimos ajustar ao nosso corpo. Por exemplo, até hoje nenhum pesquisador conseguiu explicar o que todo instalador sabe, que os canos de água quente congelam mais depressa do que os canos de água fria.

A água como elemento primordial do ser humano

O fato de sermos compostos de água e de termos vindo dela também revela bastante sobre a nossa relação com o pólo feminino e o fato de dependermos dele. A vida surgiu do mar primordial, como os biólogos sabem. Nós, seres humanos, viemos claramente do líquido amniótico e da cavidade mais feminina da mulher, o útero da nossa mãe. Interessante é o fato de a composição do líquido amniótico assemelhar-se fortemente com a do mar primordial. Como seres aquáticos, dependemos mais do líquido como nutrição do que das substâncias sólidas. Morreríamos de sede em alguns dias, quando, ao contrário, podemos sobreviver semanas, até mesmo meses sem alimento sólido.

No futuro, descobriremos que a água não é somente o alimento mais importante, mas também o mais decisivo. Aqui já devemos pensar no conhecimento em parte antiqüíssimo de regenerar-se e revitalizar-se por meio da água. O sonho do poço da juventude certamente é tão antigo quanto a humanidade. Pesquisadores particulares, como o austríaco Viktor Schauberger, já estavam mais perto desses segredos do que hoje imaginamos.

Conhecemos a água como meio de limpeza desde as épocas mais antigas, e não se poderia pensar em muitas medidas de desintoxicação e limpeza de resíduos sem a força purificadora desse elemento — basta pensarmos no jejum, na lavagem interna ou na hidroterapia do cólon. Não existe nenhuma razão para limitarmos a força purificadora da água somente ao mundo exterior. Também para o nosso mundo interior a água é simplesmente o melhor meio de purificação e dissolução.

A água atua limpando em todos os âmbitos. Podemos usar a sua força para o mundo exterior, mas também para o nosso mundo interior.

Qualidade duvidosa da água potável

Em princípio, a nossa água potável também tem uma alta força de purificação. Precisamos diariamente de dois litros de boa água para darmos ao organismo a possibilidade de remover os resíduos.

Mas o todo não consiste somente num problema quantitativo. Embora seja muito simples tomar água suficiente, muitas pessoas neste ponto desperdiçam chances valiosas de fazer isso. Devemos levar em consideração que ao falarmos de água estamos realmente falando de *água* e não de suco, muito menos de café ou chá.

Naturalmente, depois da questão da quantidade da água logo se impõe a questão da qualidade. Aqui os ânimos se dividem e as coisas ficam de complicadas a ideológicas e, não por último, até políticas e econômicas. Quanto à constatação de que a água também não é mais o que já foi um dia, as pessoas estão relativamente de acordo. Antigamente, a qualidade da água potável era testada pela limpeza e possibilidade de dar vida. Uma parte da água potável jorrava passando por uma bacia de trutas. Se esses peixes altamente sensíveis passassem bem, assumia-se que a água potável também estava em boas condições. Posteriormente, devido à grande perda de trutas, elas tiveram de ser substituídas por peixes mais resistentes. Hoje confiamos de preferência nas análises clínicas. Todos os outros procedimentos seriam crueldade para com os animais, pois os peixes não sobreviveriam por muito tempo na maioria das águas que atualmente são oferecidas como água potável. Ela serve para a nossa sobrevivência média, mas não tem mais nada a ver com qualidade de vida. A água passou do meio de vida original para um meio de alimentação e, no nível correspondente, passou para o nosso alimento habitual.

A qualidade da nossa água potável hoje é claramente pior do que antes. As exigências legais são reduzidas e adaptadas à qualidade inferior.

Podemos levar a discussão sobre a qualidade a diferentes âmbitos. A política da saúde retraiu-se para um âmbito modesto e cuida para que seja cumprida a exigência mínima de que a água não esteja suja. Para esse fim muitas vezes adiciona-se cloro à água e, com isso, ela já perde sua qualidade de água potável. A indústria aproveita essa desgraça como uma oportunidade para vender grande abundância de águas minerais; até mesmo para a alimentação dos bebês já se vende água pura.

Precisamos mesmo de água mineral?

Em todos os lares bebe-se água mineral em maior ou menor quantidade; a água encanada normal quase não é mais servida à mesa. Mas a questão é: quanto de sais minerais nós precisamos realmente e de quais? De algum modo, cada um de nós pensa naturalmente que os minerais são obrigatórios. Os norte-americanos, que ditam as tendências ao mundo, adicionalmente os ingerem todos os dias nos alimentos crus.

Uma simples reflexão pode estragar basicamente essa orgia de minerais. Um bebê, com seus mais de três quartos de água, seus tecidos intumescidos e sua enorme elasticidade só é minimamente mineralizado; um ancião de 90 anos, ao contrário, está muito melhor abastecido de minerais. Suas cartilagens, por outro lado, estão amplamente calcificadas, seus vasos sangüíneos rígidos e sem elasticidade devido à calcificação, e até mesmo no cérebro já corre um fio bem fino de cálcio. De fato, podemos encontrar determinada carência de cálcio nos ossos, que no sexo feminino logo leva às correspondentes quebras de resistência como a osteoporose. Mas aqui fica a pergunta: queremos realmente mineralizar-nos tão intensamente? Segundo as nossas experiências, bastaria obter os minerais de fato necessários das verduras e frutas, nos quais já existem numa forma mais apropriada para nós. As pessoas que se alimentam preferencialmente de frutas frescas e verduras parecem sofrer menos com os problemas típicos da velhice, com uma expectativa de vida nitidamente mais alta. Elas têm ossos mais estáveis e demonstram índices menores de calcificação nos seus vasos sangüíneos. Assim como precisamos do cálcio em determinados locais, certamente temos de ingeri-lo em determinados alimentos. No entanto, beber água com conteúdo rico em cálcio não impede que a osteoporose se manifeste.

Outras reflexões podem fazer-nos ver com clareza a discussão sobre as águas minerais como uma típica propaganda estrondosa da indústria. Antigamente as pessoas quase não tinham a oportunidade de beber água fortemente mineralizada. Elas se restringiam à água de chuva ou à água da superfície das fontes e ambas são relativamente pobres em minerais. Somente depois de atravessar diferentes camadas de sedimentação é que a água capta os minerais, e antigamente não havia nenhuma possibilidade de bombear a água da profundidade de centenas ou milhares de metros. Portanto, no que diz respeito à limpeza e desintoxicação do corpo, hoje podemos poupar-nos dessa água, como mostraram essas simples reflexões.

A propaganda nos recomenda diferentes águas minerais como saudáveis e importantes para a manutenção das nossas substâncias minerais. Mas esse conteúdo mineral é um impedimento para a limpeza dos resíduos nocivos.

As águas minerais estão tão carregadas que quase não conseguem captar outros componentes; ao contrário, a água pobre em minerais é totalmente ávida por eles. Segundo as leis da osmose, a água pobre em minerais tende a carregar-se de substâncias para entrar em equilíbrio com um meio ambiente rico em minerais. No corpo, o seu efeito será de preferência de limpeza, o que de fato é o que se deseja das medidas de desintoxicação. Por isso é que se aconselha beber água pobre em minerais para uma desintoxicação e limpeza dos resíduos nocivos.

Filtre e energize a água encanada

Em geral, água pobre em minerais é a água encanada normal, que só precisa ser bem filtrada. Um sistema de filtragem excelente que tem bom êxito nos testes é o da Sanacell. Também podemos desmineralizar totalmente a água com a osmose reversível (por exemplo, Purwater), caso em que se deve ter o cuidado de renovar regularmente os filtros de todos os aparelhos, para que não haja proliferação de germes. O perigo de surgirem germes existe em todas as águas paradas, portanto, também na água mineral. Um professor alemão de higiene recomenda com toda a seriedade que se ferva a água mineral antes de usá-la. A água totalmente isenta de minerais é bem tolerada, enquanto não praticarmos esportes radicais e suarmos demais. Portanto, podemos perfeitamente tomar água encanada filtrada.

Em princípio, a água encanada filtrada, pobre em minerais, é a água ideal porque é barata e está disponível em toda parte.

Sem levar em conta a filtragem, a discussão sobre a qualidade da água pode ser enriquecida à vontade em quase todos os âmbitos e aspectos. Todas as pessoas concordarão em que a água encanada insossa não tem um sabor tão bom quanto a água fresca e borbulhante da fonte. Como quase não temos mais condições de aproximar-nos dessas fontes maturais, existem muitas ofertas substitutas, como por exemplo os sistemas que, seguindo as idéias de Viktor Schauberger, fazem a água passar por uma espiral para assim dar-lhe vida. Uma possibilidade barata e eficaz para energizar a água é a oferecida pelo Vita Fortex Wasserwirbulator [Turbilhão para água Vita Fortex] da empresa Life Light. Diferentemente de outros métodos que trabalham com a inclusão de outra vibração (talvez a das pedras preciosas) e cujo efeito a longo prazo sobre o organismo é difícil de julgar, esse sistema atua conforme o método físico defendido por Schauberger. Nesse método o "turbilhão" é instalado na torneira. Por meio de um remoinho extremamente rápido (para a esquerda e para a direita na saída de água), uma água límpida é levada pelos encanamentos de quilômetros de comprimento, em substituição a uma água de estrutura já comprometida.

O turbilhão em si mesmo é uma forma de energia primordial que aparece em todo microcosmo e macrocosmo, no DNA e nos chakras do nosso corpo, bem como na Via Láctea. Até mesmo o sangue corre em forma de turbilhão pelas nossas veias. Pelo movimento para a direita, a água é capaz de aglutinar e expelir substâncias nocivas do nosso corpo. Pelo turbilhão acontece também a extinção da informação sobre substâncias nocivas na água, desde que ela tenha sido previamente filtrada. Essa extinção é necessária, como mostram muitas análises, para manter a água realmente viva, descarregada e saudável. Outros sistemas movimentam a água por meio de campos magnéticos. O mais conhecido é o da energização da água, do tirolês Johann Grander. Embora a energização da água dificilmente possa ser processada cientificamente, os efeitos da assim chamada água de Grander podem ser sentidos também por pessoas de espírito crítico. No Heil-Kunde-Zentrum Johanniskirchen têm sido feitas boas experiências com ela há mais de dez anos. Curas, bebendo essa água energizada, não só apóiam as curas de jejum com eficácia, mas por si mesmas provocam efeitos surpreendentes em termos de eliminação dos resíduos nocivos do organismo.

Há diferentes possibilidades de reviver outra vez a água encanada "morta". Esse tipo de água energizada tem mais poder de cura do que a dispendiosa água mineral.

A cura do Ayurveda com água quente

O efeito purificador interno da água também é conhecido pela medicina ayurvédica. Na cura com água quente, ferve-se a água durante 15 minutos e depois ela deve ser colocada numa garrafa térmica. A água quente deve ser tomada aos goles durante todo o dia. Pela fervura abrem-se as estruturas apinhadas da água e os agrupamentos só se formam outra vez no corpo ao esfriarem. Nisso, eles atraem as toxinas, os restos de acidez e o muco. Esse método simples de limpeza não se recomenda somente para as curas de desintoxicação e limpeza de resíduos, mas ele deve ser praticado regularmente.

Se pensarmos em todos os pontos e possibilidades menciona-dos aqui, é surpreendente como nos preocupamos pouco com a nossa água. No mundo ocidental, muitas pessoas a consideram simplesmente como algo natural. Infelizmente, não vai demorar muito para percebermos que a água não é natural nem algo sem importância. Com a falta de água ou a consciência crescente da sua qualidade, ela logo pode tornar-se a coisa mais importante no mundo. No que se refere à desintoxicação e eliminação de resí-duos nocivos, ela sempre foi algo essencial.

O sal da vida

À primeira vista, escrever sobre o sal num livro sobre desintoxica-ção pode causar surpresa; por outro lado, vivemos justamente um crescimento tão acelerado do uso do sal, que não é possível evitar isso. O sal comum de mesa ou para cozinhar é um produto refi-nado que se compõe praticamente de puro cloreto de sódio (Na-Cl). Para o corpo, ele é uma carga considerável, especialmente quando ingerido em grandes doses e, portanto, em doses exage-radas. O sal é higroscópico, isto é, ele retém água. E para tornar esse sal refinado inócuo para o corpo, este precisa de grandes quantidades de água. Mas como a maioria de nós tende a beber muito pouca água, a água é mercadoria escassa, e o sal aumenta ainda mais esse problema. A própria medicina tradicional reco-nheceu que o sal é perigoso e adverte contra o consumo exagera-do. Existem até mesmo remédios, os assim chamados saluréticos, que eliminam o sal do corpo.

Água e sal

Eu mesmo fiz a experiência de como o sal pode tornar-se pe-rigoso para um macrobiótico, que havia salgado a sua vida em tal medida que quase morreu em decorrência disso. Ele havia tenta-do manter o seu equilíbrio entre yin e yang, comendo grandes quantidades de missô, que se compõe quase exclusivamente de sal, como o principal componente yang. Apenas quando uma en-fermeira percebeu isso e não lhe ministrou mais sal nenhum, ele conseguiu recuperar-se rapidamente.

Hoje temos uma tal abundância de sal barato, que quase não conseguimos imaginar uma época em que ele era tão valioso que se faziam guerras para tomar posse dele; e o sal era o dinheiro, o salário. Hoje a medicina convencional bem que tem razão quando constata que ingerimos sal demais. Nisso, o problema principal é que não usamos sal natural, mas o produto artificial "refinado", o NaCl. Este último não pode ser comparado com o sal-gema ou o sal marinho. Se usássemos essas formas naturais de sal, que além do NaCl contêm uma grande parte dos elementos que constroem o corpo humano, o problema seria muito menor; mesmo assim devemos limitar-nos no tocante à quantidade.

Enquanto externamente podemos oferecer sais de banho à vontade ao corpo, isso de nenhum modo faz sentido internamente, nem é muito saudável. Como na mencionada macrobiótica, podemos nos "salgar" no verdadeiro sentido da palavra. Em decorrência da onda de sal dos últimos tempos, já existem muitos apreciadores de sal bastante satisfeitos, os quais desse modo arranjaram problemas para as articulações e para os nervos.

O certo seria substituir também a quantidade consumida por sal bom, sem aumentar essa quantidade. Além disso, não é saudável ingerir água salina às colheradas. Mesmo que o sal natural seja melhor tolerado por nós, em altas doses ele continua problemático. Ele ainda é sobretudo NaCl e como tal também tem eficácia bioquímica.

Podemos com a consciência tranqüila duvidar de que o sal bom tenha de vir imprescindivelmente do Himalaia. Não há nada que afirme que nos Alpes não possa haver bom sal-gema. A Dra. Hendel, uma das iniciadoras da onda de sal, divulgou em sua revista "*Wasser und Salz*"[Água e sal] bons sais totalmente diferentes. Mas como acontece com os berços de kundalini, no caso do sal já irrompeu uma espécie de guerra quanto às fontes corretas, guerra em que, como nas guerras históricas do sal, deve tratar-se principalmente de interesses econômicos e políticos pessoais. Mas isso não deve impedir-nos de voltar às raízes naturais, também no que se refere ao sal. Em princípio, o sal para gado, que hoje é jogado nas ruas contra a congelação, ainda é melhor do que o produto artificial altamente refinado, com o qual já sofremos demais por muito tempo e que realmente deve ser superado. No todo, o preço do nosso sal tem relativamente pouca importância, pois precisamos de tão pouco que, a longo prazo, o preço nem chegaria a pesar no bolso.

O pão

No antigo Egito já se conheciam muitos tipos diferentes de pão!

O pão também esclarece um pouco da história da nossa cultura. No Egito Antigo já se conheciam várias espécies de pão. Com a morte do Faraó, toda a padaria da corte era levada com ele para o túmulo, o que nos dá uma visão perfeita da cultura do pão vigente na época. Desde essa época muito antiga desenvolveu-se uma hierarquia social do pão. Dos egípcios, o pão chegou aos gregos, tornando-se ainda mais fino e claro. Somente os cidadãos ricos podiam dar-se o luxo de ter as farinhas e os pães mais finos; o povo comum tinha de contentar-se com o pão grosseiro, de coloração mais escura devido às impurezas. O desenvolvimento do pão continuou posteriormente em Roma, onde as famílias romanas que se consideravam finas construíam seus próprios fornos caseiros para assar pão. Paralelamente, desenvolveram-se ali as primeiras casas de fazer pão para legionários e cidadãos simples. Passando pelos romanos o pão chegou à Germânia, onde fascinou em primeiro lugar os monges, que desenvolveram ainda mais a arte de assar pães. Na Idade Média, surgiram finalmente os primeiros aposentos para assar pães, no assim chamado regime de corporações, que se tornou o precursor das atuais padarias. Logo havia em cada aldeia e lugarejo no mínimo uma padaria, que só desapareceram no contexto da atual centralização para dar lugar a algumas poucas panificadoras.

Durante todo esse tempo, trabalhou-se para assar um pão cada vez mais fino e refinado. Poder comprar pão branco ou ao menos claro era um sinal de prosperidade. Os países do Mediterrâneo mantêm essa avaliação até hoje. Só que essa tendência modificou-se novamente no contexto da crescente conscientização sobre a saúde. Hoje as pessoas de consciência lançam mão dos pães integrais e mais escuros porque se sentem na obrigação de cuidar da sua saúde.

A verdadeira história do pão está oculta ainda mais profundamente na nossa alma e começa com o mito da semente. Core, filha da Lua e da deusa da fertilidade, Deméter, brincava à luz brilhante do sol e colheu um ramo de flores coloridas que sua mãe deixava crescer livremente. Core também significa semente. Hades/Plutão, o deus do inferno, há muito tempo se sentia atraído por ela, talvez porque ela representasse tão bem o seu pólo oposto. Em seu carro de guerra puxado por cavalos, ele partiu impetuosamente do inferno, subindo à superfície e arrebatando a surpresa Core para o carro, desaparecendo com ela por uma fenda da terra, em direção ao inferno.

Deméter, lamentando-se em voz alta, procurou a filha, a princípio sem encontrar nenhuma pista. Por fim Deméter interrogou Hécate, sua irmã sombria que, como senhora da Lua Nova podia esclarecer o desaparecimento de Core. Assim, Deméter ficou sabendo que o pai dos deuses, Zeus, também participara do estratagema e queixou-se com ele. Ela ameaçou deter todo o crescimento sobre a terra, deixando o mundo morrer, se Zeus não se mostrasse sensato. Isso colocou Zeus sob pressão e ele decidiu que Core podia voltar do inferno, desde que ela ainda não tivesse comido o manjar dos mortos, a romã. Mas isso já havia acontecido e então Zeus assumiu o compromisso de deixá-la passar um terço do seu tempo como Perséfone e deusa do reino dos mortos no inferno e, depois, dois terços na luz do sol, o reino da sua mãe. Assim Core assumiu o compromisso ideal, que de início deixa a semente germinar no escuro, para então deixar que ela cresça por mais tempo à luz do sol.

Nesse simbolismo expressa-se a história das almas e da humanidade. Tanto é verdade, que não é de admirar que o pão represente um papel tão importante em quase todas as culturas. Mesmo as pessoas da cultura do arroz, que não conhecem o pão, depois de um longo jejum sentem apetite por ele.

O pão é extremamente importante em quase todas as culturas.

Quem come pão hoje, raramente toma consciência de que ele — como cada grão isolado — se compõe de quatro elementos e que esses sempre são necessários para assá-lo. Mesmo que o pão há muito tempo já não seja partido, como na Última Ceia, mas cortado e embalado, ele mantém a aura de algo especial e maravilhoso. Podemos aprender muito com ele e sobre ele — por exemplo, que a arte de assar faz parte de cada pão e que o pão moderno feito por máquinas não corresponde mais ao original feito à mão e com amor.

Em seu texto maravilhoso, Kahlil Gibran diz sobre o pão:

O vento não diz palavras mais doces aos gigantescos
carvalhos do que à menor de todas as canas de capim.
E só é grande aquele
que transforma a voz do vento numa canção,
e por meio desse amor a canção
torna-se ainda mais doce.
O trabalho é amor tornado visível.
E se não conseguirdes realizá-lo com amor,
mas somente a contragosto,
de preferência abandonai vosso trabalho
e sentai-vos à porta do templo
para receber esmolas.
Pois quem assa o pão com indiferença,
assa um pão amargo,
que só sacia parcialmente a fome humana.

Nós reconhecemos a importância do bom pão para a manutenção da nossa saúde muito antes de reconhecermos a importância da água e do sal. Os pesquisadores da paz, que se ocupam com as bases da guerra, já nos predisseram que no futuro haverá guerras pela água em vez de guerras pelo petróleo. Mas como a água é difícil de transportar e pode ser embarcada com mais facilidade na forma de cereais, pode haver batalhas pelo grão e as respectivas plantações, assim como elas acontecem hoje por causa do petróleo e dos petrolíferos. Aqui se fecha, por certo, um círculo terrível, pois, no nosso passado recente houve guerras pelas grandes câmaras de sementes do mundo. Naturalmente seria algo sem paralelo se nós, em vez de guerrearmos pelas quantidades, nos ocupássemos a tempo com a qualidade. O pão poderia ser novamente a fonte da saúde num sentido mais abrangente à medida que nós, mesmo que muito lentamente, aprendêssemos a reconhecer a água como um tesouro e o sal como a base da nossa vida.

O bom pão de grãos integrais é assado com a boa água e sal e nos nutre sem nos intoxicar ou nos encher de resíduos nocivos.

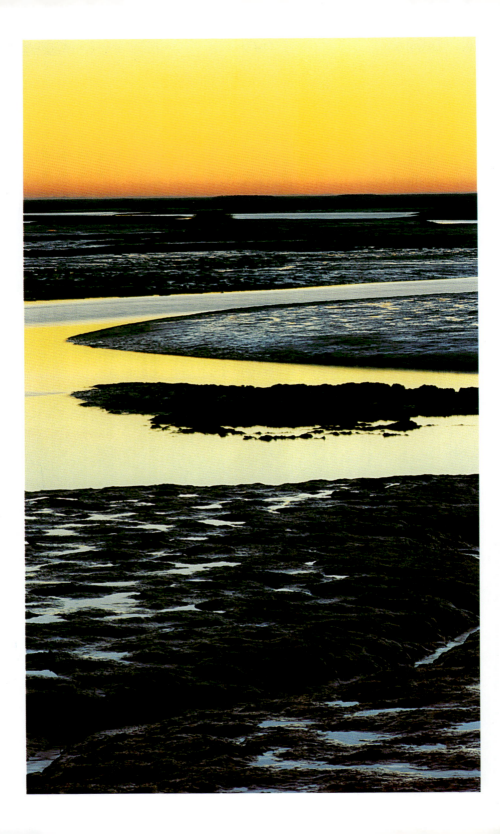

Jejum Especial: Desintoxicar e Limpar o Organismo dos Resíduos Nocivos

Segundo o que apresentamos até aqui, é evidente que as curas que visam ao ser humano inteiro, como uma unidade de corpo, alma e espírito, devem ser preferidas àquelas que visam a problemas isolados. Mesmo que estas últimas sejam o método da medicina convencional, esse procedimento nem sequer é possível, visto que tudo está relacionado com tudo e, assim, sempre existe uma influência mútua. A seguir, são mencionadas as curas que visam sempre a todo o organismo. Entre elas, além das diferentes possibilidades de jejuar, também estão as dietas integrais, portanto, os tipos de alimentação.

As curas com jejum e dietas são mantidas durante um tempo limitado. Mas elas sempre têm o objetivo de modificar essencial e duradouramente o modo de alimentação e de vida.

A cura pelo jejum

Jejuar é uma das medidas mais eficazes de desintoxicação e eliminação de resíduos nocivos que conhecemos. Em todas as religiões o jejum é conhecido e é recomendado a toda a população em determinadas épocas, como no ramadã islâmico ou no período do jejum cristão. Ele é extraordinariamente suportável para quase todas as pessoas e atua sobre todos os âmbitos imagináveis. Nós podemos vê-lo como um protótipo da limpeza, visto que cuida de uma nova ordem e clareza para o corpo, passando pela alma e chegando até o espírito.

Por meio do jejum, os canais de energia do organismo são limpos, de modo a que as informações mais sutis das fontes divinas possam penetrar no âmbito material da existência humana. Não foi em vão que todos os grandes mestres da nossa tradição jejuaram durante quarenta dias antes de manifestações essenciais das esferas divinas: Moisés, antes de receber os Dez Mandamentos; João Batista, antes de começar a atuar e, finalmente, também o Cristo, antes de começar a sua verdadeira obra.

Hildegard von Bingen conhecia ao todo 35 vícios que impedem a vida num ou noutro âmbito. Ela quase não distingue entre problemas físicos, psíquicos e sociais, mas para ela é decisivo o desvio do caminho direto para Deus e, portanto, para a unidade. Ela recomendava o jejum como terapia para 29 desses vícios. Segundo ela, sobre cinco desses vícios o jejum não exerce nenhuma influência, e somente sobre um único atua piorando a situação. É característico que esse método, recomendado em geral e sem exceção pela Bíblia e pelo Alcorão, a uma observação mais acurada tem um âmbito que não foi recomendado por Hildegard. Esse é o vício da hibris, o orgulho ou a arrogância. Todos os médicos adeptos do jejum conhecem esse mau desenvolvimento, quando, depois de alguns dias, algumas das pessoas que jejuam começam a olhar com superioridade para as que não jejuam, a partir de alturas pretensamente divinas. Por mais que o orgulho seja perigoso para o desenvolvimento pessoal, uma vez que o problema é conhecido, ele pode ser controlado conscientemente desde o início, e o sucesso da cura com o uso do jejum não precisa ser questionado.

O jejum regular pode tornar o médico supérfluo

Também hoje não são os médicos que curam a pessoas. A última palavra sempre cabe à natureza.

O jejum é um meio de cura preservado até os nossos dias, mesmo que tenha perdido amplamente o seu atrativo para os médicos tradicionais e seja raramente prescrito. Ele está tão relacionado com o pólo feminino que os médicos nada mais têm a fazer. "Vencedores" de uma cura pelo jejum hoje são certamente apenas as pacientes e os convênios de saúde. Por experiência própria, posso dizer que por meio do jejum perdi muitas centenas de pacientes que simplesmente recuperaram a saúde por conta própria, isto é, com o seu médico interior, e não precisaram mais de mim como médico. Para descobrir outra vez o jejum, os médicos modernos tiveram de voltar à humildade dos seus antecessores, que ainda sabiam que é sempre a natureza que cura, e que a missão do médico consiste no tratamento e na indicação do caminho. Hoje podemos reformular a sentença *"medicus curat — natura sa-*

nat", afirmando que o dever do médico é estabelecer os limites que podem favorecer da melhor maneira as forças curativas naturais dos pacientes.

O jejum é o remédio escolhido para todos os sofrimentos causados pelas doenças do meio ambiente que se relacionem com as intoxicações. A regeneração da vida anteriormente danificada, resultado principalmente da pressão causada pelo envenenamento do meio ambiente, chega às raias do extraordinário por meio do jejum. O fígado desfaz-se de várias substâncias nocivas e também é conhecido pela medicina convencional pela sua enorme força de regeneração. Ele pode crescer melhor ainda do que o rabo de uma lagartixa, se partes dele tiverem de ser removidas, talvez por meio de uma cirurgia. Igualmente surpreendente é a sua tendência de usar cada período de jejum para recuperar novamente as forças.

Mesmo que não de modo tão espetacular como o fígado, todos os órgãos tomam conhecimento da oportunidade de voltar à sua forma (original) por meio do jejum. O estômago torna-se esbelto com forma de foice e dá sinais de saciedade no tempo certo, corações fisicamente esgotados tornam-se menos inchados, trabalham outra vez economicamente e tendem a superar-se no sentido figurado por meio do jejum, em vez de se dilatarem no sentido da insuficiência cardíaca.

Os efeitos espirituais e físicos andam lado a lado

Esses efeitos espirituais hoje são mais levados em conta do que objetivados, assim como talvez acontecesse com os efeitos físicos em tempos antigos. Estamos interessados principalmente nas coisas materiais, menos interessados nas coisas espirituais, e por isso mesmo o jejum pode mostrar que uma coisa sem a outra é apenas uma obra malfeita. Se começou como medida de desintoxicação ou para o conhecimento espiritual mais elevado — o jejum é mais indicado do que qualquer outra coisa para servir de ponte entre os diferentes âmbitos da nossa existência e para reconciliá-los entre si. Quem visa inteiramente ao corpo e só tem em mente a desintoxicação, perceberá como ele se torna mais sensível e como também a sua mente se abre e se amplia. Quem, por outro lado, visa a objetivos espirituais mais elevados, pode sentir o

Toda cura com o jejum tem efeitos tanto para o corpo como para o espírito, independentemente da intenção original.

quanto o corpo participa de tudo com o jejum. Para os que se sentem leves durante o jejum, o corpo facilmente se transforma em âncora. Aos pesados como a terra, que se relacionam somente com o aquém, o jejum, ao contrário, muitas vezes dá asas que elevam suas almas a alturas não imaginadas.

Esse efeito alado é mais nítido quanto menos o jejum visar a uma dieta zero, mas realmente houver preocupação para que não só as roupas se tornem mais largas, mas também a consciência. A dieta zero é uma limitação no plano físico da desintoxicação e da eliminação dos resíduos nocivos, que desperdiça grandes oportunidades oferecidas por esse método antiqüíssimo. Infelizmente, ela hoje faz parte daquela ampla tendência que coloca o corpo muito acima da alma e do espírito. Aqui deparamos novamente com o problema da hierarquia, que tem um significado tão grande na medicina atual.

Método prático para o jejum

O jejum é um caminho muito simples, que não requer assistência médica no caso de pessoas saudáveis, como já nos mostra a tradição bíblica. Em essência, trata-se de deixar de comer, mantendo o beber: principalmente água em abundância. Em todo caso, recomenda-se buscar uma instrução minuciosa para a cura por meio do jejum, como a que apresento no meu livro *Bewusst Fasten* [Jejuar com Consciência] ou em um dos numerosos livros sobre *Heilfasten* [jejum curativo] de Buchinger. Aí podemos informar-nos sobre tudo o que é necessário saber. As coisas mais importantes são extremamente simples: precisamos ingerir diariamente no mínimo dois litros de boa água, ou a mesma quantidade de chá de ervas, e cuidar de uma limpeza razoável do intestino, de preferência por meio da lavagem intestinal. Se a obesidade é uma preocupação, o título "Problemas de peso" pode ajudar a observar e a abandonar o modelo "gordo".

As duas regras mais importantes do jejum são:
1. Beba no mínimo dois litros de água ou de chá de ervas por dia.
2. Providencie uma limpeza razoável do intestino, de preferência por meio de uma lavagem.

Uma outra grande vantagem do jejum é que ele sustenta com grande eficácia todos os outros programas de desintoxicação. Praticamente, toda eliminação de toxinas acontece com muito mais facilidade com o acompanhamento do jejum, como é o caso da nicotina ou do álcool. Mesmo as curas de desintoxicação motivadas pelo uso da heroína aproveitam essa medida de acompanhamento e permitem que aconteça a eliminação da substância humanamente mais difícil de eliminar. No caso de problemas graves de saúde, o jejum muitas vezes é muito útil. No entanto, é necessário jejuar sob supervisão médica. Talvez o seu médico de família esteja em condições de fazer isso; caso contrário, procure um médico ou agente de cura que seja formado.

Pessoas saudáveis podem fazer uma cura de jejum por conta própria. Quando, no entanto, sofrem de uma doença ou simplesmente se sentem inseguras, elas devem consultar um médico que as informe se podem jejuar.

Quem pode e quem não pode jejuar?

Basicamente, todas as pessoas podem jejuar. Em essência, um peso corporal mínimo também não é motivo de limitação, pois como no jejum trata-se principalmente da desintoxicação e limpeza, ele também é recomendado para pessoas de peso normal e até para as pessoas com o peso abaixo da média. Estas últimas podem até engordar com o jejum, visto que, em virtude do efeito já descrito do jejum, elas podem ajudar o organismo a reencontrar o seu equilíbrio. Várias curas mais curtas de jejum satisfazem as exigências nesse sentido e muitas vezes levam ao aumento de peso. Certamente, o organismo se sensibiliza para a alimentação por meio dos muitos estímulos nos jejuns curtos e aprende como aproveitá-los e integrá-los melhor ao corpo.

Em todo caso, a pessoa que tende ao aumento de peso deve evitar freqüentes curas curtas de jejum, visto que por esse mecanismo os alimentos são mais bem aproveitados e instalados no corpo. Portanto, as pessoas obesas que jejuam precisam cuidar de se alimentar normalmente outra vez durante alguns meses depois de cada período de jejum, antes de jejuar outra vez. Neste caso se recomendam poucos períodos de jejum e por isso mais prolongados. Duas vezes por ano não é problemático, e a duração dependerá das partes de gordura acumuladas. É especialmente importante elaborar conscientemente a alimentação depois do jejum e ativar o metabolismo com programas regulares de ginástica ou com a prática de esportes.

Para a maioria das pessoas, é significativo fazer uma cura de jejum duas vezes por ano, cada vez com duração de 10 a 14 dias; mas ela também pode ser estendida até quatro semanas.

Algumas pessoas têm mais dificuldade com o jejum do que outras. Mas, durante 20 anos, constatei que uma cura com o jejum, exatamente quando é difícil, traz possibilidades maravilhosas de recuperação da saúde.

Durante o período de jejum, continuamos totalmente produtivos, desde que não nos refugiemos na cama. Esse procedimento não é recomendável, visto que o organismo começa a demolir os músculos — um efeito que conhecemos das bandagens de gesso que imobilizam os membros. Se as pessoas que jejuam deixarem o organismo exageradamente imóvel, esse efeito naturalmente atingirá todo o aparelho motor. Os viajantes que jejuam e percorrem diariamente grandes trechos nos mostram o quanto podemos nos manter produtivos e, com isso, naturalmente eles queimam mais gorduras do que as pessoas que jejuam e ficam tranqüilamente meditando. Durante uma cura de jejum, um grupo de suecos até participou de várias semanas de uma *Waslauf*, uma longa corrida de esqui de mais de 80 quilômetros.

Apenas evasivas?

Como já mencionamos na introdução, as igrejas conquistaram no curso dos séculos o respeito pelos maravilhosos efeitos renovadores do jejum. Nos últimos anos, entretanto, elas têm encontrado cada vez mais argumentos contra o jejum. Muitas até apresentam o grau do envenenamento como desculpa. O envenenamento já atingiu tão grandes proporções, que uma desintoxicação rápida demais pode tornar-se um perigo, pois os depósitos de gordura e de água presumivelmente instalam-se no corpo a fim de aglutinar não só os metais pesados, mas também os pesticidas e inseticidas. Como no jejum são atacados essas áreas fortemente carregadas, os venenos são liberados em quantidades muito maiores do que de costume. Quando os órgãos de excreção não conseguem mais lidar com o ataque de toxinas, isso pode ser causa de males consideráveis. Isso porque os metais pesados não são excretáveis em sua forma livre. Portanto, segundo essa visão, alcançaríamos apenas uma carga de toxinas e uma nova formação de depósitos nocivos em regiões do corpo muito mais críticas, como os órgãos, o cérebro e a medula espinhal.

Há 20 anos fazemos experiências com milhares de pessoas que jejuam e até hoje esses argumentos não foram comprovados por nós. Ao contrário, os médicos ambientalistas progressistas usam cada vez mais as enormes oportunidades da desintoxicação pelo jejum.

Em caso de dúvida, jejue sob orientação competente

Naturalmente, vale ficar atento para o perigo da arrogância mencionado por Hildegard von Bingen e tratar com outras medidas médicas as situações extremas, como talvez o estágio final de quadros mórbidos destrutivos, como o câncer e a tuberculose, a Aids e a cirrose hepática, e também a disfunção das glândulas. Aqui o jejum — do ponto de vista puramente médico — muitas vezes não é ou não é mais indicado. Entretanto, até mesmo em alguns quadros sintomáticos dessas doenças um jejum sob cuidadosa observação pode fazer sentido, como podemos ler no que escrevem até hoje muitos médicos atuais de jejum. Otto Buchinger, o pai da nossa tradição moderna do jejum, fez até mesmo os pacientes psicóticos jejuar, com sucesso, o que segundo as nossas experiências só se obtém raras vezes e com uma psicoterapia conseqüente.

Se analisarmos a história do jejum e da medicina, chama a atenção o fato de nos termos tornado cada vez mais corajosos na utilização das intervenções cirúrgicas invasivas, levadas adiante pela viril "medicina de empreendedores" e em contrapartida temos ficado cada vez mais pusilânimes e medrosos com respeito à nossa confiança nas forças regenerativas da própria natureza e, com isso, no pólo feminino. Aqui uma mudança de mentalidade é urgentemente necessária. Com o jejum consciente não só podemos trazer outra vez a ordem à vida de indivíduos isolados, como podemos recuperar parte predominante do nosso sistema de saúde somente por meio da reanimação do bom e antigo período do jejum cristão.

O jejum de Hildegard

A santa Hildegard von Bingen viveu há cerca de cem anos; ela era abadessa de um mosteiro de freiras beneditinas. O manuscrito das suas visões e do aconselhamento terapêutico de muitas personalidades do alto escalão do seu tempo firmaram a sua fama como agente de cura. Ela foi uma defensora do jejum, via nele tanto uma grande utilidade corporal quanto espiritual e, principalmente, a possibilidade de um recomeço no caminho para Deus.

As instruções do jejum da santa Hildegard quase não se diferenciam em princípio das de Buchingen, que deve ser visto hoje

No jejum de Hildegard, a experiência da meditação representa um papel central. Por isso, a cura está associada a meditações, viagens, exercícios ou ocupações criativas.

como o pai do atual movimento do jejum. No jejum de Hildegard deve ser comida, ou melhor dizendo, bebida uma sopa especial para jejum de seis até dez dias, uma ou duas vezes por dia. Na sopa encontra-se o *galgant*, um tempero que atua descontraindo e dissolvendo a estagnação da vesícula biliar e do trato estomacal e intestinal. Conforme a necessidade, também são ingeridas adicionalmente pílulas de *galgant*. A sopa clara, uma decocção de grãos de cevada com legumes, ervas frescas e condimentos, fornece as bases mais importantes e aquece. O chá de funcho atua do mesmo modo; ele é bebido em abundância entre as "refeições". Além disso, a pessoa que jejua bebe água fervida, e eventualmente, café de cevada. No início da cura são usados biscoitos de gengibre em vez do hoje habitual sal de Glauber, como laxante. Lavagens intestinais fazem parte do programa do jejum "normal". Uma compressa colocada diariamente sobre o fígado faz a vesícula funcionar e apóia a desintoxicação. Escovar o corpo a seco, pela manhã, ainda na cama, ativa a circulação, do mesmo modo que o "vinho para o coração" da santa Hildegard. Quem não bebe álcool, pode ferver rapidamente o vinho para o coração, assim sobra apenas o líquido eficaz.

Os participantes das curas pelo jejum de Hildegard relatam, de maneira bem semelhante às todas as outras pessoas que jejuam, que se sentem bem e em forma, a não ser por curtas fases de reação ao jejum. Nisso é decisiva a experiência da meditação, que é intensificada pelo jejum. A meditação, por um lado, e as viagens, por outro, trazem o ritmo certo de calma e tensão durante a cura. Aqui, cada pessoa que jejua pode formular o seu próprio programa: das viagens, dos exercícios de yoga, do Qi Gong e do Tai Chi às meditações Zen, às meditações orientadas e à pintura de mandalas, à pintura em seda, à cerâmica, à pintura livre e à música: são muitas as possibilidades disponíveis.

O jejum com sucos

O jejum com sucos pode ser executado como um programa curto de um a três dias ou como uma "cura Breuss" de até seis semanas (descrita mais abaixo). O jejum com sucos é considerado um método preservado para o alívio de todo o organismo e para a limpeza de resíduos nocivos. Os sucos recém-preparados não contêm proteína, nenhuma gordura e apenas poucas substâncias fibrosas. Por isso acalmam a digestão, mas, apesar disso, contribuem com glicose, açúcar de frutas, vitaminas e substâncias minerais. Na noite anterior ao jejum com sucos deve-se tomar uma colher de chá de sal de Glauber ou fazer uma lavagem intestinal a fim de impedir uma eventual nova intoxicação.

Essa cura é muito apropriada para as pessoas que tendem ao excesso, ao calor, à pressão sangüínea alta e à atividade intensa. O aparelho digestivo e os vasos capilares são aliviados, o coração é fortalecido e a hipertensão é controlada. Produz-se uma excreção acelerada dos produtos do metabolismo. Os processos inflamatórios são beneficamente influenciados, o peso é reduzido.

De vez em quando são liberadas muitas toxinas no jejum com sucos. No caso do forte incômodo causado pela amálgama, especialmente depois da remoção que não foi bem feita, podem surgir problemas, como a acidez excessiva. A tontura, as dores de cabeça e a fraqueza são aqueles sinais que não puderam ser eliminados pela ingestão de água e pela lavagem intestinal. Então a desintoxicação e a limpeza dos resíduos se tornam um tema ainda mais importante: nesses casos, deve-se procurar um terapeuta.

Para as pessoas que estão constantemente cansadas e se sentem fundamentalmente enfraquecidas, muitas vezes um suco cru é pouco suportável. Sucos cozidos de legumes, principalmente de batatas, cenouras, funcho, beterraba etc., apresentam maior tolerância.

Dietas de frutas

Dias esporádicos de dieta oferecem vantagens e podem ser feitos comendo frutas diferentes ou também frutas de um único tipo. Segundo a minha experiência, recomendam-se de preferência frutas da região que estejam maduras na época correspondente. Mas as curas com uvas e aquelas com frutas dos países meridionais entram em questão e em geral são consideradas agradáveis. Naturalmente, devemos prestar atenção para que se trate de frutas que cresceram e amadureceram em boas condições naturais — afinal trata-se de uma medida de desintoxicação. No caso das uvas devemos acrescentar que, segundo as mais recentes pesquisas científicas, elas têm um efeito de proteção especial com relação ao enfarte cardíaco; até mesmo nas doenças cancerígenas puderam ser observados desenvolvimentos positivos.

Dias de comer frutas podem ser introduzidos no cotidiano. São uma boa possibilidade de aliviar o corpo, sem passar fome.

Recomenda-se um dia por semana ingerindo frutas, o que limpa os resíduos e alivia. A perda de peso é mínima, visto que a água eliminada logo se acumula outra vez.

A cura de Breuss

A cura de Breuss é muito eficaz; no entanto, não devemos esperar milagres somente com a mudança da alimentação. Em uma cura, os componentes psíquicos e espirituais sempre desempenham um papel importante.

A cura de Breuss é uma forma extrema de jejum: durante seis semanas somente são bebidos determinados sucos recém-processados ou preparados, como por exemplo o de beterraba. Relatam-se sempre novas curas maravilhosas relacionadas com essa dieta, mesmo em situações sem perspectiva (doenças cancerígenas), e cheguei a conhecer algumas pacientes que relataram essas curas. No entanto, advertimos contra a ambição exagerada. Como primeiro passo do jejum, sempre recomendamos uma cura de uma semana e não um período heróico de 40 dias, baseados nos mais elevados exemplos bíblicos, pois estes nunca se trataram unicamente do jejum, mas sempre da oração e do jejum.

A Bíblia diz que a fé pode remover montanhas, e podemos aceitar isso literalmente. Nos jejuns, em especial nos mais prolongados, a fé pode desenvolver-se muitíssimo. Apesar disso, nunca devemos esquecer-nos de que o destino não se deixa influenciar pelo corpo. Segundo as minhas experiências, aquelas pessoas que viveram curas por meio do jejum prolongado de Breuss, todas elas, consciente ou inconscientemente, lançaram mão de outras fontes de ajuda psíquica.

Isso não tira o significado do jejum e da cura de Breuss, mas adverte-nos para não obrigarmos, por assim dizer, com medidas radicais, a cura de qualquer pessoa a partir do intestino. Segundo o meu conhecimento, isso nunca deu certo e certamente não pode dar, porque cura significa salvação e, conseqüentemente, tem sempre de visar ao ser humano como um todo. Quando, contudo, depois de um período longo e consciente de jejum, a alma se reencontra e o ser humano volta ao seu caminho, podem ser mobilizadas forças extraordinárias e os milagres tornam-se possíveis.

Um conhecido médico oncologista da medicina tradicional é citado com a frase: "Quem não acredita em milagres, não é realista." Nesse sentido e no outro compensa ser realista, isto é, estar sempre aberto aos milagres. Eles acontecem em toda parte, as escrituras sagradas estão repletas deles, mas não podemos impô-los.

A cura do pãozinho de leite segundo F. X. Mayr

Dietas de jejum parcial

As assim chamadas dietas de jejum parcial, como o nome já diz, não se aprofundam tanto como uma cura de jejum, mas dizem respeito principalmente a determinados aspectos e sistemas orgânicos do corpo. Do ponto de vista psíquico e espiritual, o seu valor deve ser classificado como menor. Apesar disso, em determinadas situações algumas dietas são preferíveis aos jejuns mais intensivos. Muitas vezes, elas podem preparar o terreno para posteriores curas mais abrangentes de jejum e completar de modo ideal as outras medidas de purificação. Nesse sentido, a cura do pãozinho de leite segundo F. X. Mayr foi usada com sucesso como etapa preliminar do jejum para pacientes com sensibilidade intestinal.

O assim chamado jejum de Mayr representa um período especialmente moderado de regeneração e desintoxicação para o intestino e é atribuído ao médico austríaco F. X. Mayr. Durante vários dias ou semanas, pãezinhos velhos são amaciados pedaço por pedaço no leite e mastigados até formarem um mingau lácteo líquido. A essas medidas pode ser acrescentado um jejum normal. Muitas pessoas que recusam a cura por causa da intolerância ao leite e ao pãozinho têm uma boa alternativa na sopa básica e no pãozinho de cevada. Segundo Mayr, ocasionalmente aconselha-se um jejum de cura com chá, passando a uma dieta ampliada de leite (que contém um acréscimo de proteína ou alimentos pobres em proteína) ou a uma dieta leve de derivação (alimentação moderada leve preparada de modo a proteger a digestão).

Os três grandes princípios que são seguidos com a cura de F. X. Mayr são: "moderação — limpeza — instrução." O jejum representa o mais elevado grau de cuidado para os órgãos digestivos. O intestino — e não só o intestino — limpa-se com a ajuda das doses de sal de Glauber e os resíduos são eliminados com as lavagens intestinais. As inflamações podem ser curadas. Os órgãos digestivos também são poupados, porém com o cultivo conseqüente da alimentação. Uma grande vantagem que não deve ser subestimada no jejum de Mayr é o fato de que todos aprendem a mastigar bem e só isso já contribui para a manutenção da saúde. O efeito ideal da cura desenvolve-se a partir da terceira semana de duração do tratamento. Os médicos que recomendam Mayr consideram necessário o acompanhamento pelo médico, não só em virtude das massagens prescritas no abdômen. Temos conhecimento de muitas pacientes que já fizeram boas experiências por conta própria com a cura, mesmo que nesse caso, infelizmente, fiquem faltando as massagens do intestino.

Dieta de batatas e arroz

Alguns dias comendo apenas batata e arroz, assim como dias comendo frutas são muito adequados para serem usados com regularidade.

Comer somente batatas ou apenas arroz durante um dia inteiro traz alívio e estimula a eliminação de água. No entanto, é importante que se renuncie rigidamente ao sal e à gordura para alcançar o efeito desejado. As batatas devem provir naturalmente de cultura biológica, a fim de atender aos esforços de desintoxicação, e podem ser preparadas de toda maneira possível, desde batatas cozidas com a casca até batatas fritas (sem gordura) até purê de batatas. São permitidos temperos de qualquer origem, evitando-se sempre, rigidamente, o sal. Isso vale também para o preparo do arroz. Outras verduras podem ser acrescentadas, mais como decoração do que como alimento, a fim de dar uma aparência mais colorida e apetitosa ao prato.

Ambas as curas atuam aliviando o organismo devido à eliminação da água e levam a uma considerável perda de peso. Mas essa perda é só aparente, pois assim que se reintroduzir o sal na alimentação, as antigas reservas de água voltarão ao seu estado anterior. Ambas as dietas podem ser prolongadas por três a quatro dias e, então, com o acréscimo paulatino dos mais diversos legumes, passar-se, por exemplo, para uma alimentação sensata.

A comida seletiva de Hay

A comida seletiva do médico norte-americano William Howard Hay é muito apreciada, principalmente para emagrecer. Não se trata de nenhuma cura clássica de limpeza de resíduos nocivos, mas de uma forma de alimentação pensada para uso duradouro. Ela parte dos pensamentos certos, de que o corpo faz melhor o seu trabalho de digestão quando não recebe os três tipos de substâncias alimentícias básicas de uma só vez. É por isto que se tenta aqui separar os hidratos de carvão, as gorduras e a proteína sem ingeri-los na mesma refeição. Mesmo que em última análise isso nem seja possível porque, por exemplo, um grão de cereais sempre contém as três partes componentes, a aproximação desse objetivo pode facilitar os processos digestivos. Compreende-se que, para o organismo, é mais simples elaborar uma única substância bruta em vez de uma mistura. Seja como for, um organismo saudável com um intestino igualmente saudável deve estar totalmente em condições de fazer isso.

A longo prazo, não é sensato facilitar o trabalho do organismo — aqui o trabalho da digestão — porque então ele se sintoniza com as exigências nesse âmbito e tende a tornar-se preguiçoso.

Realmente, os adeptos dessa linha de alimentação não só têm uma digestão perceptivelmente melhor, mas toda a situação da sua saúde melhora. Nisso certamente a alimentação seletiva desempenha um papel, mas possivelmente trate-se também ou principalmente dos efeitos colaterais positivos da grande atenção que esse tipo de alimentação estimula; no entanto, os efeitos de uma alimentação consciente acompanhada, na maioria das vezes, de um modo de vida consciente, não são suficientemente valorizados. Existem inúmeros livros em que as regras da alimentação seletiva são explicadas e que apresentam receitas.

O equilíbrio entre ácido e base

O teste de ácido e base dá informação sobre a medida de excesso de acidez do corpo. Ele pode ser feito em casa sem problemas. Para isso, uma fita de tornasol para o teste de pH é mergulhada na primeira urina da manhã. As fitas de papel de tornasol são encontradas em todas as farmácias.

O índice de pH ideal, que indica uma alimentação predominante de bases, é de 7,5. A maioria das pessoas, contudo, mostra um índice entre 4,5 e 6,5. Isso significa que relativamente bastante acidez tem de ser eliminada junto com a urina. Quando o índice de pH é mais elevado, de 7,5 a 8, "é provável que sejamos incomodados pela acidez" ao comer e ainda por cima pelo *stress*, então no caso existe um bloqueio na capacidade de eliminar acidez. Se o índice de pH continuar alto durante três dias seguidos, deve-se consultar um médico. Para a eliminação da acidez, a alimentação

Uma outra possibilidade do teste de excesso de acidez é oferecida pelo teste do beliscão, por exemplo, no músculo trapézio, que vai do pescoço até os ombros. Quanto mais "azedos" estivermos, tanto mais doloroso será o beliscão nesse músculo.

deve consistir de um quarto de alimentos ácidos e que geram acidez, e de dois terços de bases. Dessa maneira, não só se evita o aparecimento de novos resíduos neutralizantes, mas também são preenchidas as reservas de bases. Com o abastecimento de minerais básicos, esse processo é acelerado. Doenças como as do estômago, do intestino, do fígado, da circulação ou os distúrbios do metabolismo (reumatismo, diabetes), os distúrbios da pele e dos nervos, as enxaquecas, as dores nas articulações, as tensões e a fraqueza de concentração são atenuados ou chegam a desaparecer.

Com o pó descrito a seguir, é possível reabastecer as reservas de bases.

Bic. Natrium   270 miligramas
Ácido tartárico 143 miligramas
Ácido cítrico   87 miligramas
Deve-se tomar uma colher de chá dessa mistura por dia, ao mesmo tempo em que se controla regularmente o índice de pH da urina. A dose pode ser aumentada para até três colheres de chá.

Na maioria das vezes, será necessário um saneamento do intestino, e deve-se cuidar da construção de uma flora intestinal saudável; caso contrário, podem ocorrer processos de fermentação e putrefação no intestino. Outras medidas recomendadas são a sauna (ingerir antes e depois, o pó de bases); tomar banhos com Natron (1 colher de sopa para uma banheira cheia); fazer lavagens intestinais com Natron (especialmente no caso de disenterias, que podem demonstrar uma reação de cura) e atividade regular no campo do treinamento aeróbico, o que significa não perder o fôlego durante o treino, ao andar de bicicleta, viajar, caminhar — podendo ainda isso tudo nos divertir. Além disso, preste atenção no seguinte:

Renuncie a alimentos crus depois das 15 horas.

- À noite, não coma bombas protéicas como carne, queijo ou produtos lácteos ácidos, senão haverá putrefação.
- Nunca coma alimentos crus depois dos cozidos e doces depois dos alimentos crus, senão haverá fermentação.
- Os alimentos sempre devem ser bem envolvidos pela saliva por meio de uma mastigação longa e paciente.

A terapia com a própria urina

Por muito tempo, só podíamos recomendar a terapia com a própria urina às escondidas, pois ela era considerada suspeita. Em países como a Índia, ela é de tradição antiga, e os filhos famosos do subcontinente, como o Mahatma Gandhi ou o ex-presidente Desai, a usaram durante toda a vida. Entre nós, também foi conhecida para o tratamento dos principais problemas da pele, pois os soldados, por exemplo, sabiam há muito tempo que o melhor meio de tratar as bolhas ocasionadas pelas marchas prolongadas era com a utilização da urina; os camponeses já trataram animais desse modo com sucesso. No campo, era comum ver as pessoas simples curando as feridas com a ajuda da própria urina. Tocar ligeiramente várias vezes a ferida com a urina fresca traz resultados surpreendentes. No entanto, beber a urina sempre enfrentou grandes restrições entre nós, porque a qualidade do seu paladar e cheiro naturalmente dependem da nossa alimentação. Quem come como uma fera, também produzirá a urina tipicamente fétida das feras, que só é tragável para os menos sensíveis. Mas à medida que cada vez mais pessoas começaram a lidar com seus alimentos de maneira sensível e se limitaram a uma alimentação integral, pobre em carne vermelha, beber a própria urina também se tornou surpreendentemente popular. Para os vegetarianos, isso nem sequer representa um desafio no que se refere ao paladar.

O mais importante em caso de excesso de acidez é envolver bem o alimento na saliva, mastigando bem.

Nós pouco saboreamos os alimentos que ingerimos, assim, o efeito indireto que rebate sobre a nutrição pelo fato de beber a própria urina não deve ser subestimado no que diz respeito à saúde. A longo prazo, quase ninguém beberá urina e manterá uma alimentação imprópria.

A maioria das pessoas desiste certamente da cura com a urina — mas não poucas também desistem dos seus hábitos impróprios de alimentação.

O exato efeito de beber a urina até agora não pôde ser revelado, pois o assunto nunca foi analisado cientificamente. Só é comprovado pela ciência que a urina é um bom produto para a pele, motivo pelo qual ela é muito usada na dermatologia. Não sabemos, portanto, que efeito tem sobre o nosso organismo o fato de bebermos alguns goles da própria urina pela manhã, mas as experiências mostram que a força de resistência aumenta nitidamente. Isso pode se dever à presença de anticorpos na urina, mas também ao efeito de estimulação. Com certeza, a nossa urina tem traços de todas aquelas substâncias com as quais não conseguimos lidar totalmente no passado recente. De modo semelhante ao da terapia com o próprio sangue, que também age aumentando a resistência, o organismo pode ser obrigado a empreender um segundo impulso com a ingestão da urina no que se refere à resistência.

Independentemente dessas reflexões, muitos pacientes relatam indícios claros de desintoxicação e eliminação de resíduos nocivos depois de uma terapia com a própria urina. A partir daí os efeitos sobre as inflamações da garganta podem ser comprovados muito depressa por todas as pessoas. Quase nenhum medicamento atua nesse caso tão depressa e tão bem. Outros focos de inflamação crônica com freqüência reagem de modo positivo ao tratamento com a própria urina. Até mesmo na terapia contra o câncer alguns pesquisadores relatam bons resultados auxiliares, naturalmente desde que a pessoa não se restrinja ao tratamento com a urina.

Uma introdução ideal na terapia com a própria urina é uma cura de jejum. Quando se deixa passar os três primeiros dias de mudança e não se ingere a urina concentrada da manhã, mas se usam alguns goles da segunda porção, na maioria das vezes clara como água, quase não há problemas de paladar. O jejum fortalece o efeito de desintoxicação e, na maioria das vezes, desse modo é fácil trocar aos poucos para a primeira urina da manhã e fazer a cura por algum tempo, também depois do jejum.

A princípio, é mais fácil beber a urina num copo de cor vermelha — mas você também pode tapar o nariz.

Quanto à duração da terapia com urina há diversas recomendações; alguns acham que devemos mantê-la durante toda a vida, o que ao menos não parece causar danos, como o antiqüíssimo Dasai sempre tornava a deixar claro. Segundo a nossa experiência, preservaram-se bem curas de três meses. Em situações extremas de doença, já vi pacientes, que ingeriam um pequeno gole de cada urina durante todo o dia, fazerem boas experiências e eles fizeram isso durante muitos meses. Pessoas alérgicas e reumáticas beneficiam-se especialmente dessa cura, também entre nós não mais tão incomum.

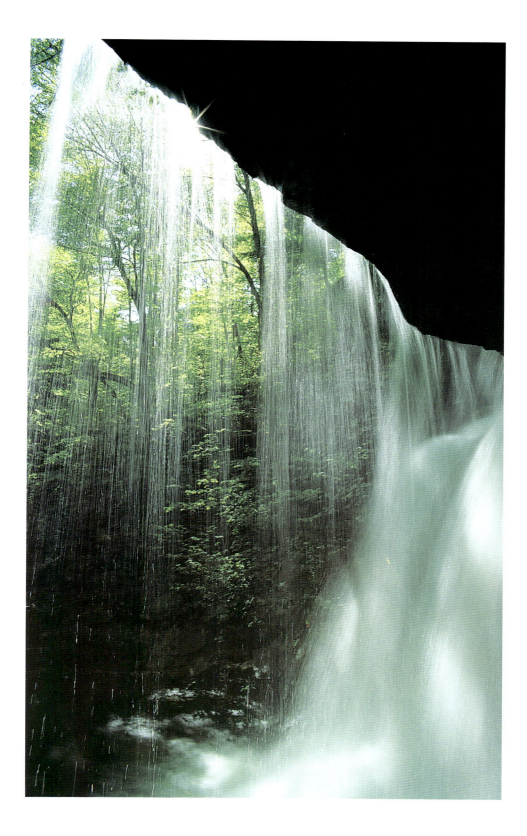

A Limpeza do Intestino como Base para uma Vida Saudável

A lavagem intestinal

Uma medida antiqüíssima para a limpeza do intestino é a lavagem. Entretanto, nunca devemos nos esquecer de que um intestino sadio não precisa de lavagens, pois, com a ajuda do seu movimento peristáltico — as ondas que percorrem todo o tubo intestinal e que visam ao seu esvaziamento — estão em melhores condições de cuidar por conta própria de uma evacuação regular e suficiente. Se, ao contrário, alguém está totalmente obstruído e a sua desintoxicação por meio do intestino está prejudicada da maneira mais desagradável, essa pessoa pode obter alívio com algumas poucas lavagens. Mas essa deve continuar sendo uma medida de emergência para ajudar um intestino gravemente prejudicado.

Para a lavagem, usamos de preferência um irrigador, que é um recipiente apropriado com uma mangueira e tubo para lavagem. Ele pode ser encontrado nas farmácias e lojas especializadas. [No Brasil, a venda é proibida.]

- Água mais fria (na temperatura do corpo ou um pouco mais fresca) é mais apropriada para uma lavagem do que a mais quente, que acalma a musculatura do intestino por meio do calor resultando exatamente no contrário do que pretendemos, que é a atividade.
- Além de água pura, pode-se usar também café para lavar o intestino, idealmente pela manhã, visto que a desintoxicação forte acontece por intermédio do fígado, passando pela vesícula. Sintomas da desintoxicação como dores de cabeça, tontura e fraqueza são imediatamente melhorados com a lavagem de café.
- Em raros casos, acontece um refluxo da bílis para o estômago, o que pode provocar náuseas e dores de barriga. Beber logo algumas xícaras de chá de hortelã ajuda.

Importantes são as lavagens feitas durante o jejum e nas curas de limpeza do intestino, pois os depósitos já soltos podem ser expelidos rapidamente, antes que aconteça uma reabsorção das toxinas

Cuidado com a ambição exagerada! Quem faz lavagens com freqüência nada mais alcançará do que arruinar a flora intestinal.

neles contidas. No entanto ocorre o contrário com as lavagens numerosas ou lavagens regulares enfraquecem o intestino, porque lhe tiram desnecessariamente o trabalho e roubam a sua flora bacteriana natural. Em essência, visto superficialmente, o intestino é um longo tubo muscular e, como todos os músculos, depende de treino regular. Assim que deixamos de usar os músculos, por exemplo, quando são imobilizados por uma atadura de gesso, eles atrofiam. De modo semelhante temos de imaginar a degeneração de um intestino ao qual é retirado todo o trabalho. O que não é usado, a natureza, com a sua sabedoria, poupa. Por essa razão, devemos estimular o nosso intestino a esvaziar-se regularmente por conta própria, fornecendo-lhe uma alimentação rica em fibras, em vez de mimá-lo à medida que facilitamos o seu trabalho ou o eliminamos de vez.

A hidroterapia do cólon

A hidroterapia do cólon originalmente foi uma conquista da tecnologia do espaço cósmico — os astronautas têm de voar "limpos" pelo universo — e foi desenvolvida a partir da "lavagem da Nasa". Desde então a boa lavagem antiga teve concorrência. A hidroterapia do cólon atende bem à "medicina de fazedores", pois aqui ela não é possível sem aparelhos caros. Ela pode ser calculada com facilidade e facilmente exagerada. Assim, ela só deve ser recomendada com limitações e deve ser restrita às curas de jejum e às situações médicas extremas. Devido à alta pressão dos custos, ela já é louvada em muitos lugares como medida regular, e nesse sentido também se afirma.

Os motivos disso são múltiplos e em parte totalmente independentes da utilidade médica. Nesse tipo de limpeza intestinal, do ponto de vista higiênico e sem grande incômodo com o odor, vemos que tudo aquilo que sai de nós sai pelo "mundo de baixo". Apenas com essa visão podemos colocar muitas pessoas obstinadas com prisão de ventre em tão boa disposição, que elas se viciam nessa terapia — com todos os problemas mencionados acima, no caso das lavagens. Essa terapia naturalmente estimula a ilusão de uma desintoxicação e limpeza realizáveis tecnicamente. Os problemas já mencionados, especialmente o dano causado à flora intestinal, aqui são essencialmente mais graves do que os do uso exagerado da lavagem. Do lado terapêutico, o exagero é estimulado com argumentos em parte horripilantes, a fim de amortizar a dívida com os aparelhos onerosos. No contexto do nosso sistema social, isso pode ser compreensível e impossível de impedir, mas ainda está longe de ser sadio.

Com toda a prudência, é preciso reconhecer que uma hidroterapia do cólon no início de um período de jejum, especialmente em pessoas com intestino obstruído ou já preguiçoso, com grandes reservatórios de fezes, é de grande valia. Para aquele norte-americano que por esse caminho supostamente se livrou de 16 quilogramas de fezes, esse alívio deve ter sido muito bem-vindo e, com certeza, depois disso ele se sentiu melhor, e não só fisicamente.

Padma Lax

Aqui se trata de um laxante especialmente suportável, que faz um bom efeito. Ele se baseia no tesouro de experiências da medicina tibetana e é produzido na Suíça com base em aloé e outras ervas. Em vez de irritar as paredes do intestino, a exemplo de outros remédios naturais como as folhas de pastagem dos Alpes, o Padma Lax poupa o intestino, protege as mucosas intestinais, diminui a flatulência e estimula a atividade do intestino de modo suave, mas eficaz. Para muitos pacientes, basta uma pílula para um efeito suave; em situações difíceis, a dose é elevada para duas pílulas. Ao contrário de muitos outros laxantes, a mistura de ervas normaliza a atividade intestinal durante o tempo de uso.

Padma Lax é um laxante muito suave que, mesmo assim, só deve ser usado em caso de necessidade e não por mais de 14 dias.

Apesar desse efeito suavemente harmonizador, o uso para efeitos de cura — como acontece com todos os laxantes — deve restringir-se a 14 dias, para evitar que o intestino crie um hábito.

O método Sunrider

O método *Sunrider* foi desenvolvido pelo médico de ervas chinês, Dr. Tei Fu Chen e por sua mulher, a médica ocidental Dra. Oi-Lin Chen, em Taiwan, com base na Medicina Tradicional Chinesa (MTC), tendo atingido, no que se refere à produção, uma posição que corresponde ao padrão ocidental nos Estados Unidos. Aqui se trata menos de uma cura de limpeza do intestino do que de um suplemento da alimentação com base em ervas que levam o organismo a condições de equilíbrio. Além disso, no total acrescentam-se efeitos semelhantes aos de muitas limpezas de intestino e curas de eliminação de acidez mais caras. Da filosofia do taoísmo nascida com seu objetivo de harmonizar yin e yang, aqui com muito poucas determinações de limites quanto ao uso, é preparada uma mistura equilibrada de ervas chinesas, que logo se torna muito agradável. O efeito naturalmente é tanto mais evidente quanto mais forte for a perturbação.

Além do chá de calli, outras bebidas do Método Sunrider com base em ervas com nomes floridos como fortune delight contribuem para o equilíbrio de yin e yang no corpo.

Pela ingestão de muitos chás de ervas básicas com o nome *calli* há uma eliminação de ácidos e harmonização com vistas ao equilíbrio dos sucos, como acontece nas curas de eliminação da acidez. Somente com a situação de equilíbrio entre bases e ácidos muitas pessoas logo se sentem melhor, isso sem considerar que faz bem a todas as pessoas beber bastante líquido. O efeito ainda pode ser melhorado quando se usa água boa, energética e pobre em minerais para o preparo do chá.

Também são impressionantes os preparados oferecidos na forma de "barras de cereais" chamadas *Vitalite*, que em poucos dias melhoram de modo surpreendente a condição da digestão. Elas são ingeridas meia hora antes de comer, bem embebidas no chá de *calli*, o que leva a maioria dos usuários a ter na manhã seguinte uma inesperada evacuação volumosa do intestino. Sem levar em conta a agradável sensação de livrar-se logo pela manhã do lastro do último dia. Chama a atenção o fato de que, em alguns dias, não se precisa praticamente mais de papel higiênico, porque as fezes saem totalmente soltas e limpas. Elas são relativamente leves, bóiam na superfície e o seu cheiro é perceptivelmente bem mais ameno.

Um efeito colateral é que, com essa forma de alimentação, perdemos peso com facilidade, o que se deve a vários motivos. Por um lado, a barra de *vitalite* ingerida antes da refeição, junto com água abundante, sacia e faz com que se coma menos. Por outro lado, as escrituras *Sunrider* afirmam que as substâncias contidas na barra absorvem as gorduras dos alimentos e assim poucas chegam a ser absorvidas pelo organismo. Como sempre — o efeito de emagrecimento é perceptível em muitas pessoas e, além disso, acontece de modo surpreendente e simples. Na realidade, trata-se muito mais do fato de o usuário ter recuperado o equilíbrio e, com ele, o seu peso individual. E este, na nossa situação de vida de superalimentação, muitas vezes é menor do que o peso inicial no começo do uso da barra.

O sistema *Sunrider* também pode tornar-se uma cura com preparos especiais, adequados para determinados casos de doença. Mas para isso necessitamos do aconselhamento de um especialista. Em suas últimas conseqüências, resulta aqui um conceito muito diferenciado, que leva ao equilíbrio em sintonia com a doutrina dos cinco elementos dos antigos chineses.

A grande vantagem do método *Sunrider* está em que ele pode ser integrado, totalmente sem problemas, à vida cotidiana de todas as pessoas. Como os resultados surgem depressa e de modo convincente, é fácil de manter. Naturalmente, com um método assim tão simples, corremos o risco de dar-lhe pouca importância. Segundo as nossas experiências, muitas pessoas se divertiram muito com os seus rituais nitidamente facilitados de higiene. No que se refere à saúde, todas as coisas verdadeiramente boas são bastante simples.

O fato de o Método Sunrider ser adaptado à nossa moderna mentalidade apressada pode parecer suspeito para algumas pessoas. Por outro lado, é a única possibilidade de nos apossarmos do tesouro da medicina chinesa de ervas.

Especialmente quando o que é simples apareceu antes num sistema antigo tradicional e, em última análise, tão exigente como a MTC, ele não deve nos assustar. Devemos saber valorizar o fato de que dessa maneira tivemos acesso à complicada medicina chinesa. Pois a elaboração de misturas individuais muito normais para chás de ervas logo atinge os limites. A maioria das pessoas tende — acompanhando o espírito da época — aos produtos fabricados. Naturalmente, esse método também pode ser associado a muitas das medidas psíquicas adotadas no jejum e com isso se alcança adicionalmente a profundidade psíquica.

A desvantagem é o preço relativamente alto, condicionado pelos caros processos de elaboração, pela importação dos Estados Unidos e pelo tipo de comercialização. Como é habitual nos Estados Unidos, mas para nós muito desacostumado, trata-se da assim chamada venda em domicílio, isto é, os produtos não estão disponíveis nas lojas, só podem ser adquiridos por meio de outros usuários. No sistema da bola de neve a firma tenta levar os seus produtos ao mercado por meio de usuários isolados.

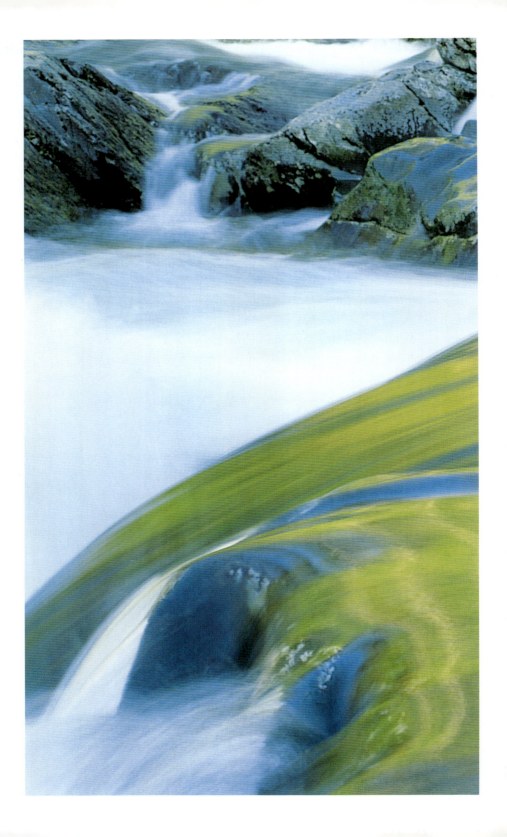

Desintoxicação do Fígado e dos Rins

A compressa para o fígado

A secreção de bílis é estimulada pela umidade da compressa para o fígado e com isso as toxinas são puxadas para fora. Mas o metabolismo do fígado é estimulado principalmente pelo calor, de modo que o fígado, que é o nosso órgão mais quente, isto é, o que tem o metabolismo mais ativo, é deixado em condições de resolver os antigos problemas. O uso da compressa é simples, mas muito eficaz:

Umedeça uma toalha de rosto dobrada com água quente e cubra com ela a parte de cima da barriga. Coloque uma bolsa de água quente por cima e, por cima dela, uma pano seco; descanse durante meia hora na cama.

Em curas de jejum, a compressa do fígado é uma ajuda irrenunciável quando se tem dores de cabeça causadas pela liberação das toxinas. Ela deve, inclusive, ser usada preventivamente, a fim de aliviar a intoxicação do fígado, que acontece em todos os casos.

É significativo que com o uso da compressa também venham à tona muitas emoções reprimidas, como a tristeza ou a raiva. A medicina antiga já conhecia esse inter-relacionamento entre o fígado e a disposição de viver, como se revela em palavras como colérico ou melancólico. Traduzindo, trata-se de um bilioso, respectivamente de um bilioso sombrio, e a bílis é a secreção produzida pelo fígado. Também aquela pessoa que vomita toxina ou bílis tem problemas de disposição, que tem a ver com a secreção do fígado. Quem fica verde de raiva, na verdade assume a cor da secreção biliar normal. Todas essas emoções podem vir à superfície com uma compressa para o fígado; e devemos alegrar-nos quando elas se manifestam e não envenenam mais a nossa vida interior.

A compressa de couve

Uma compressa com folhas de couve tem um forte efeito de desintoxicação, e não só para o fígado. Na medicina popular, a compressa de couve tem seu lugar assegurado. Com muita eficiência, ela suga os resíduos nocivos dos tecidos, mesmo os mais profundos, e para isso libera as suas vitaminas e minerais através da pele. A compressa de couve sempre deve ser colocada sobre o local dolorido, por exemplo, no caso de doenças cutâneas, doenças das veias, reumatismo, artrite e gota.

Precisamos de folhas verdes fortes de couve; quanto mais suculentas, melhor. Depois da retirada dos talos, lavamos as folhas de couve e as imergimos rapidamente na água quente. Depois elas devem ser prensadas com o rolo de macarrão, até que o suco da folha apareça, e então devem ser colocadas numa camada grossa sobre o corpo. Por cima, deve-se colocar um pano a fim de fixar as folhas. A compressa pode ficar agindo durante toda a noite ou ser renovada com freqüência.

O dente-de-leão

As raízes do dente-de-leão têm um efeito refrescante muito mais forte do que as folhas e devem ser usadas no máximo durante três dias. Cozinhe as raízes com água, deixe o chá em infusão durante dez minutos e depois coe.

A medicina popular chama o dente-de-leão de elixir da vida. O imperador Augusto teria se curado de estagnação da bílis e de hipocondria (medo exagerado das doenças) com dente-de-leão em salada. Na primavera, as pessoas esquentadas, facilmente irritadiças tiram proveito de uma cura de dente-de-leão com folhas frescas. Mas quem tem pedras na vesícula deve ser muito cuidadoso ao consumir o dente-de-leão.

Como salada (com as folhas novas colhidas antes de a planta florescer); como chá, feito das folhas secas e das raízes, ou como suco, o dente-de-leão atua reanimando o metabolismo, limpando e fortalecendo os órgãos digestivos e suas funções, ajudando na sensação de saciedade, flatulência e distúrbios do apetite.

A alcachofra

A substância amarga nas alcachofras, a cinarina, estimula a secreção biliar e ajuda as funções de desintoxicação do corpo, ajuda e fortalece o fígado. Além disso, elas contêm substâncias que ativam a enzima digestiva, abaixam o colesterol e combatem a retenção de líquidos. As alcachofras são um remédio clássico para o fígado e, para a cura, elas são receitadas por algumas semanas como suco ou na forma de pílulas. Na verdura fresca, a concentração de substâncias ativas é muito pequena; portanto, ela não é apropriada para uma cura.

A urtiga para purificação do sangue

A urtiga é um antigo remédio para tudo, inclusive para a beleza. No entanto, quase só a conhecemos como uma erva daninha. Mas uma vez por ano ela recebe honras especiais: na primavera, ela é usada para a purificação do sangue. Tomamos o chá de urtiga durante duas semanas; então, fazemos uma pausa de duas semanas e em seguida começamos mais duas semanas de cura.

No lugar do chá de urtiga, também se pode beber o suco. Você o encontrará nas drogarias ou em lojas de artigos naturais.

Como a eliminação é feita pelos rins, recomenda-se usar o conhecimento da função dos órgãos. Segundo o relógio orgânico, os rins são especialmente ativos entre as 17 e as 19 horas. Exatamente antes fica o tempo da bexiga: a partir das 15 horas. Portanto, devemos lavar o organismo com tanto chá de urtiga quanto possível a partir das 15 horas.

O enriquecimento do oxigênio do sangue

Antigamente, compreendia-se que purificar o sangue significava principalmente beber os chás apropriados, que ajudavam o sangue a eliminar as substâncias incômodas. Essa possibilidade continua a existir, e os chás continuam sendo oferecidos nas lojas de ervas e nas farmácias. Mas hoje há também uma série de métodos em jogo, que a medicina e a farmácia, dominadas pelo pólo masculino, idealizaram, como o enriquecimento ativo do sangue com ozônio, a assim chamada ativação do oxigênio, ou a terapia do aumento do oxigênio em vários passos segundo Ardenne.

Todos esses métodos possibilitam um certo grau de energização e ativação, sendo que muitos efeitos claros podem ser alcançados com métodos simples, como talvez o da "respiração controlada". Esta também leva em conta a psique e, na maioria das vezes, os pacientes podem usá-la por conta própria depois de algumas sessões.

Com a respiração controlada, as barreiras psíquicas podem ser superadas pela própria força da respiração, e o organismo é cuidado com uma medida quase excessiva de oxigênio, o elixir da vida.

Se uma injeção com oxigênio ativado já tem efeitos energizadores sobre todo o organismo, de quanto mais então a inundação do corpo com oxigênio durante várias horas não será capaz! De fato, a respiração controlada, que hoje está em curso com muitos nomes, é um dos mais eficazes passos de limpeza do ponto de vista físico e psíquico, pois esse método, tal como o jejum, une o corpo e a alma num processo abrangente. O procedimento é extremamente simples:

> Respiramos de maneira controlada, isto é, a expiração e a inspiração fluem uma para a outra sem pausa e, por assim dizer, se associam, formando um círculo respiratório. Desse modo, o organismo é plenamente inundado pelo oxigênio, enquanto, mais do que a medida habitual de resíduos nocivos — principalmente de ácido carbônico — pode ser exalada.

Esse efeito é tão forte, sobretudo quando entram em jogo os temas psíquicos, que o metabolismo é influenciado. As tensões, que não são muito raras, que surgem e evoluem até as câimbras, podem ser superadas com facilidade se a pessoa continuar a respirar sob a instrução de um terapeuta da respiração. Na psicoterapia usamos regularmente esse método. Ele é um instrumento ideal para dominar os medos profundos, mesmo aqueles que estão relacionados como um trauma de parto não elaborado.

O fato de a medicina tradicional ainda advertir urgentemente contra esse método, depois de 20 anos de experiências claramente positivas fala-se muito mais contra a própria medicina tradicional do que contra a respiração controlada. No entanto, durante décadas a medicina tradicional também advertiu contra a amamentação dos recém-nascidos. Com a respiração controlada dispomos de um método que inclui o corpo, a alma e o espírito de modo ideal; afinal, aqui a desintoxicação e a regeneração não passam de temas marginais.

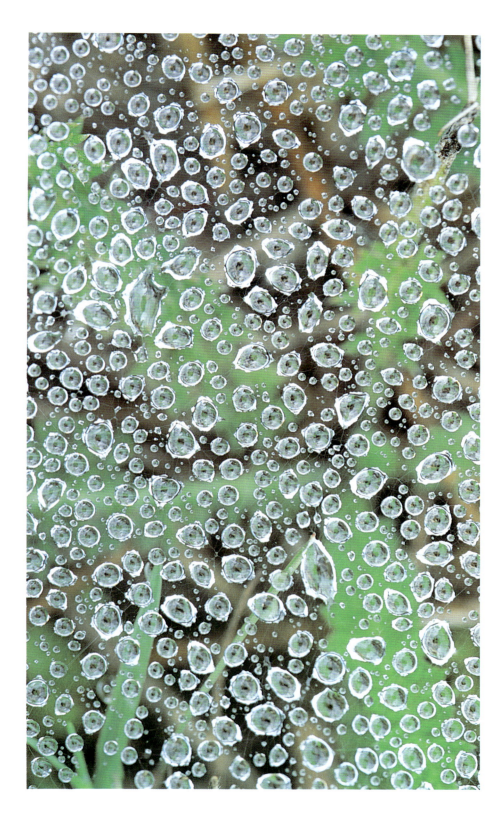

Outros Métodos de Desintoxicação e Limpeza de Resíduos Nocivos

Os minerais de Schindele e a argila medicinal

Infelizmente, eu nunca pude experimentar os resultados maravilhosos desse remédio, que estão descritos em textos competentes. Contudo, a argila tem um efeito claramente laxativo e, com relação a isso, o seu uso preservou-se, por exemplo, no jejum. De resto, os minerais de Schindele são vistos como argila medicinal, e a ela se atribuem efeitos como a harmonização do controle de ácidos e bases. A eles são atribuídas a normalização da digestão, a eliminação dos resíduos nocivos e a estimulação, bem como a compensação das funções orgânicas. Embora os minerais de Schindele também sejam recomendados para um tratamento prolongado, eu considero apropriada uma ingestão mais curta, de duas a três semanas. Quem simpatizar com a idéia da argila medicinal pode testar o seu efeito sobre o próprio corpo e, conforme consta, encontrar ajuda inclusive para as dores.

No entanto, há outras pesquisas científicas sobre a argila medicinal "correta" que é obtida livremente, mas que na sua composição é muito parecida com os minerais de Schindele. Nas pesquisas, verifica-se a capacidade de a argila medicinal atrair e juntar as toxinas. No seu caminho através da boca, do esôfago, do estômago e do intestino, ela junta germes patogênicos, gases e os restos do metabolismo. No intestino, ela combate o envenenamento por resíduos de proteína e, com as suas micropartículas, providencia uma massagem que, por sua vez, estimula a secreção e a digestão, sem provocar irritação. Por isso ela também é usada nas inflamações. Ela também é útil na prisão-de-ventre e nas infecções.

A argila medicinal não é indicada para a prisão-de-ventre que não seja resolvida com o aumento da quantidade de água bebida, para a que tenda à obstrução intestinal e à ruptura estrangulada.

O vinagre de maçã

Se estamos com excesso de acidez e os sintomas da hiperacidez também já sejam visíveis, então certamente o vinagre de maçã não é o remédio apropriado.

O vinagre ativa o metabolismo e estimula a digestão. Especialmente o vinagre de maçã tem a fama de melhorar a saúde. Isso não é nenhum milagre, visto que se origina da maçã, que é considerada um dos alimentos mais curativos. Sendo assim, o vinagre de maçã sempre é rico em vitaminas, minerais, oligo-elementos e principalmente em pectina do fruto. A pectina é uma fibra que estimula o movimento peristáltico do intestino; ela age diminuindo o colesterol e desintoxicando. Uma cura com vinagre de maçã pode ser feita para uma desintoxicação preventiva, a limpeza dos resíduos dos vasos, o fortalecimento da digestão e a redução do peso.

O fato de o vinagre ser um ácido é problemático e, no caso da hiperacidez, não deverá ser necessariamente o remédio escolhido. No entanto, vale a pena fazer uma experiência em doenças reumáticas, alergias, inflamações, doenças da pele e outros males, desde que se cuide de reduzir estritamente o ácido no restante dos alimentos.

> Cura com vinagre de maçã
> Beba um quarto de litro de água fervida aos goles três vezes por dia, ou melhor ainda, água energizada, com duas colheres de chá de vinagre de maçã. Quem gostar, pode acrescentar um pouco de mel. A cura deve ser mantida durante algumas semanas.

Padma 28

Por trás desse nome pouco fantasioso oculta-se uma sensação da medicina. Portanto, não se trata de um exagero dizer isso aqui, pois não existe nenhum grande sindicato farmacêutico por trás dele, apenas a confirmação da antiga medicina tibetana. Mas, como já se pôde ver na medicina chinesa tradicional, o que se preservou da medicina antiga é mais digno de confiança do que as novidades. Depois de 20 anos de experiência com a indústria farmacêutica, quase não tenho coragem de experimentar o novo nesse campo em mim mesmo ou nos meus pacientes. Bem diferente é o que acontece com as receitas das antigas tradições da China e do Tibete. Como os produtos *Sunrider*, os antigos conhecimen-

OUTROS MÉTODOS DE DESINTOXICAÇÃO E LIMPEZA DE RESÍDUOS NOCIVOS

tos de 5 mil anos da medicina chinesa são tornados acessíveis em forma moderna nos produtos Padma Lax e Padma 28.

O nome provém do fato de que se trata da 28ª receita de um tesouro da medicina tibetana, que, passando pela época dos czares de São Petersburgo, chegou à Polônia e, finalmente, à Suíça na nossa época. Nesse caso, não são interessantes as promessas de cura que nos vêm de toda parte, mas as pesquisas científicas bem fundamentadas com resultados espantosos, muitos dos quais parecem ser maravilhosos.

Com o Padma 28 parece surgir pela primeira vez um medicamento que pode trazer ajuda no caso de calcificação das artérias e, respectivamente, da arteriosclerose.

Entre nós, o Padma 28 é considerado somente como complemento alimentar, mas segundo afirmações de diversos estudos, ele tem efeitos melhores do que muitos dos assim chamados remédios. Hipócrates já dava um conselho aos seus pacientes: "O seu remédio seja o seu alimento e o seu alimento seja o seu remédio." O fato de que diversos desses remédios só tenham sido tratados entre nós como complementos alimentares — como também os preparados *Sunrider* — tem a ver principalmente com o licenciamento, extremamente caro, que apenas os sindicatos farmacêuticos podem obter na prática.

Por isso, temos de valorizar bem mais aqueles cientistas dinamarqueses que, apesar disso, testaram clinicamente o Padma 28 e descobriram que, no prazo de poucos meses, a capacidade de caminhar de pessoas mais velhas que sofriam de forte arteriosclerose dos vasos das pernas dobrou. Ainda mais respeito merecem talvez os cientistas da Universidade de Berna, que num duplo estudo às cegas comprovaram que o Padma 28 não só é mais eficaz do que todos os preparados comparáveis da medicina tradicional, mas também é totalmente isento de efeitos colaterais.

Estudos científicos revelaram que o Padma 28 não só é muito eficaz, mas também isento de efeitos colaterais.

Como acontece com muitos preparados do tesouro médico da antiga medicina indiana, chinesa ou tibetana, o Padma 28 tem o efeito adicional de que à verdadeira indicação acrescenta-se uma abundância de outros efeitos harmonizadores.

Naturalmente, no contexto do tema da remoção dos resíduos nocivos interessa-nos sobretudo o efeito surpreendente sobre a calcificação das artérias, um dos nossos assuntos principais de limpeza dos resíduos; no entanto, precisamos mencionar ainda que o Padma 28 também se distingue maravilhosamente como pegador de radicais, como os cientistas das universidades de Jerusalém e Copenhague puderam comprovar. Ele bate de longe os pegadores clássicos de radicais, as vitaminas E, C e o betacaroteno. Então já não causa mais admiração que ele atue impedindo a inflamação e diminuindo as gorduras do sangue, e é provável que impeça a formação de metásteses no caso de um câncer. Aqui sempre se deve pensar que é preciso beber muita água.

Engana-se totalmente quem acredita que somente a inquietação momentânea da medicina tradicional é uma conseqüência desses fatos e que reagimos na linha de combate mais afastada. Tipicamente, acontece muito mais de as revistas do ramo defenderem esse remédio, e de, ao contrário, as revistas sobre medicina nada escreverem sobre o assunto.

Encerrando, só resta esperar que as outras 27 receitas forneçam igualmente tanto quanto a de número 28 e o já mencionado Padma Lax. Na Alemanha, ambos os remédios exigem receita, mas eles podem ser comprados sem problemas nas farmácias e drogarias da Suíça. Na Áustria, a venda do Padma 28 é livre; ao contrário, a do Padma Lax não é.

Os banhos de lixívia

Como em todas as indicações que usam água, também no banho de lixívia deve-se preferir a água encanada normal energizada.

A talassoterapia, tão apreciada na França, usa a força de cura da água do mar e das algas marinhas. Um bom substituto para ela são os "banhos de lixívia", nos quais também se usam sal marinho e algas. A composição do plasma sangüíneo humano assemelha-se à da água do mar. Quando permanecemos na água quente do mar, acontece uma troca de substâncias minerais por osmose. Os poros se abrem, liberam toxinas e atraem os minerais. As algas marinhas intensificam o efeito: em comparação com a água do mar, um quilograma de algas contém a centésima milésima quantidade de substâncias ativas. Por isso elas também são usadas para os banhos medicinais de lixívia.

Para uma cura, os banhos são tomados duas vezes por semana durante quatro semanas a fim de lavar os resíduos das camadas da pele e dos tecidos conjuntivos. Durante todo o processo do banho, a água deve ter a temperatura do corpo.

> Depois de "amaciarmos" durante dez minutos na água quente enriquecida com sal marinho e/ou com algas em pó, saímos da banheira e ensaboamos bem todo o corpo com sabonete natural. Desse modo o teor de pH da pele é intencionalmente alterado, os poros se abrem e pode acontecer a osmose (uma colher de sopa de Natron na água do banho também muda o teor de acidez da superfície da pele para básico). Depois de nos ensaboarmos, entramos outra vez na água e captamos mais substâncias minerais; com isso inicia-se a limpeza dos resíduos. Depois, devemos beber água pura, agasalhar-nos e descansar.

Suar na sauna

Consegue-se uma eliminação considerável de líquidos ao suar nas saunas, ao visitar as grotas de suar ou também ao usar as suas variantes espirituais, como a cabana hindu para suar. Os efeitos de desintoxicação vão muito além da eliminação dos líquidos, que aqui, a longo prazo, até deve ser evitada. Para conseguir efeitos positivos na saúde, temos de cuidar para ter o mesmo peso logo depois da sauna, isto é, recuperar todo o líquido perdido, de preferência com água pura de boa qualidade. É fácil imaginar que há efeitos positivos sobre a saúde quando uma parte dos fluidos do corpo é substituída por essa água de qualidade melhor. Como somos compostos por mais de dois terços de água, é razoável conceber que uma parte da intoxicação e dos problemas com resíduos tóxicos estejam na nossa parte de água. Esse procedimento de trocar com toda a consciência uma parte pequena da própria água por uma melhor, é própria de pessoas que vão regularmente à sauna. Quem ainda não tem essa experiência, deve adquiri-la lentamente — desde que tenha vontade de fazer isso.

A sauna é boa para o corpo, o espírito e a alma. Em primeira linha, ela nos endurece e, com isso, evita os resfriados. O relaxamento profundo nos faz esquecer todo o stress, e o seu efeito sobre o espírito é libertador.

A utilidade mais essencial da sauna para a saúde, comprovada pela medicina física, está na sua estimulação do metabolismo. Com ela podem ser queimados mais resíduos, e pelo efeito agradável sobre o bem-estar, o sistema imunológico é tão fortalecido que os freqüentadores regulares da sauna têm melhor saúde e são amplamente poupados dos surtos de gripe e dos resfriados.

Como acontece nos esportes, toda ativação dos processos de queima estimula a desintoxicação. Na sauna, certamente ainda se acrescenta que esse efeito é aumentado pela experiência do suor intenso; finalmente, percebe-se como o que é supérfluo nos abandona gota por gota. Se essa experiência ainda for ligada a uma elaboração de conteúdo psíquico, no sentido de uma meditação orientada, os efeitos naturalmente são mais profundos e mais benéficos. As cabanas para suar de muitas tradições xamânicas vão por esse caminho e muitas vezes levam a profundas experiências psíquicas e espirituais.

O tepidarium

Os romanos definiam o *tepidarium* como aquele local do balneário onde o visitante podia fazer relaxamento com um banho de ar quente. A temperatura externa do aposento é a mesma do corpo ou um pouco mais alta; por isso, o coração, a circulação e os vasos sangüíneos não sofrem danos. Os visitantes são envolvidos num campo de irradiação totalmente homogêneo de calor que leva a um relaxamento sem-par, uma vez que o calor não se restringe à superfície, mas se aprofunda penetrando regularmente nas células. Esse relaxamento lento e paulatino produz uma irrigação intensificada das partes externas do corpo. Ao que parece, ocorre, por essa razão, uma desintoxicação ainda mais forte do que na ida à sauna. O fluxo de energia se move, as forças de autocura e o sistema imunológico são duradouramente ativados.

O banho com calor ascendente nos pés

Numa banheira normal, nos banhos de calor ascendente nos pés, a temperatura da água em que os pés são banhados é aumentada de 20 em 20 minutos, até que não possa mais ser suportada (máximo de 42° C).

Os banhos de calor ascendente nos pés apresentam um sistema surpreendentemente simples para estimular a irrigação sangüínea. Conhecido há muito tempo, esse método tem um ressaibo algo antiquado, especialmente porque é um pouco complicado de executar. Com o aparelho de circulação de Schiele pode-se alcançar de modo fácil um ótimo efeito. Os pés são mergulhados numa bacia própria sobre um grelha de madeira, de modo a que o calor que aumenta lentamente atinja a sola dos pés. Por meio das zonas de reflexologia das solas dos pés é ativada a irrigação sangüínea de praticamente todos os órgãos. Uma irrigação sangüínea melhorada está automaticamente ligada a uma melhor função orgânica e tem como conseqüência uma mais intensa eliminação de resíduos nocivos. A isso se soma um efeito surpreendentemente nítido na circulação, motivo pelo qual o aparelho é vendido como "aparelho de circulação".

Para contemporâneos preguiçosos no que diz respeito ao treino, este é um método muito confortável de "apressar" a circulação. As melhoras da irrigação sangüínea dão tão certo que, com apenas algumas semanas de banhos regulares dos pés, podem-se evitar amputações. Mas também para as pessoas saudáveis que querem iniciar uma desintoxicação, esse método — se usado durante um ciclo lunar — traz melhoras claramente perceptíveis ao estado geral de saúde.

Escova a seco

Idealmente, escovar a seco deve ser a primeira atividade matinal durante as curas de jejum. Ainda deitados na cama, devemos começar a fazer movimentos circulares com uma boa escova para o corpo, fazendo uma massagem na direção do coração. Desse modo, devemos trabalhar o corpo inteiro com exceção da cabeça (o rosto e o couro cabeludo precisam de outros instrumentos de massagem, como uma esponja cosmética ou escovas de cabelo com cerdas naturais), incluindo as zonas de reflexologia nas palmas das mãos e nas solas dos pés. Com isso, estimula-se a irrigação da pele e o metabolismo urinário. Partículas mortas da pele são removidas e os detritos podem ser expelidos com mais facilidade. A excreção de acidez pela pele é intensificada. A massagem com a escova também pode ser feita depois da ducha ou do banho, enquanto a pele ainda estiver úmida.

Para a massagem das costas, há escovas especiais com cabo extralongo. Mas também podemos nos valer de uma toalha de rosto dobrada.

Deixe uma escova para corpo à mão, perto da cama. Ao acordar, comece a fazer uma massagem nas pernas com a escova e pressione suavemente a pele com movimentos circulares, sempre na direção do coração. Depois das pernas vêm os braços, em seguida as costas, a barriga e por último a região do peito.

Um estímulo ainda mais forte sobre a pele é obtido com o "brilho salino". Ele é apropriado principalmente para as pessoas que não podem suar. No caso de reumatismo e distúrbios da irrigação sangüínea, deixamo-nos esfregar semanalmente com sal marinho grosso molhado ou com sal de Epsom. As pessoas que só conseguem suar com dificuldade fazem isso uma vez por mês para desintoxicar. Começamos esfregando as solas dos pés e, lentamente, vamos subindo por todo o corpo. Esfregamos o sal com força, mas sem irritar a pele. Depois, tomamos uma ducha com água quente e vamos deitar-nos na cama. Tanto a cama como o dormitório não devem estar muito frios.

Os usos da terapia de Kneipp

Uma terapia com água pode ser realizada naturalmente em casa por todos, com segurança, eficácia e quase sem custos. Preservam-se, por exemplo, as envolturas do corpo inteiro segundo Kneipp.

Umedeça e torça bem uma toalha de banho. Coloque-a sobre o peito (indo das axilas até o umbigo) e enrole-a bem ao redor do corpo. Enrole-se em outra toalha de banho. Em seguida, deite-se e cubra-se bem com um cobertor quente. Deve-se dormir ou descansar bem enrolado de uma até no máximo quatro horas. A bandagem logo fica quente, mas, caso isso não aconteça, simplesmente esfregue com força ou umedeça novamente a toalha, levemente, antes de recolocá-la.

Depois de semelhante envoltura do corpo, pode acontecer de nos sentirmos cansados durante todo o dia, visto que o corpo necessita da energia para expelir os resíduos através da pele.

As duchas alternadas também são especialmente recomendadas. Elas limpam a pele, descontraem os músculos e estimulam o metabolismo bem como a irrigação sangüínea. Começa-se com água morna, passando aos poucos para a quente; depois de intervalos de 15 segundos com água fria, volta-se para a água quente. Por fim, toma-se uma chuveirada rápida com água fria a fim de fecharmos os poros; deita-se na cama preaquecida.

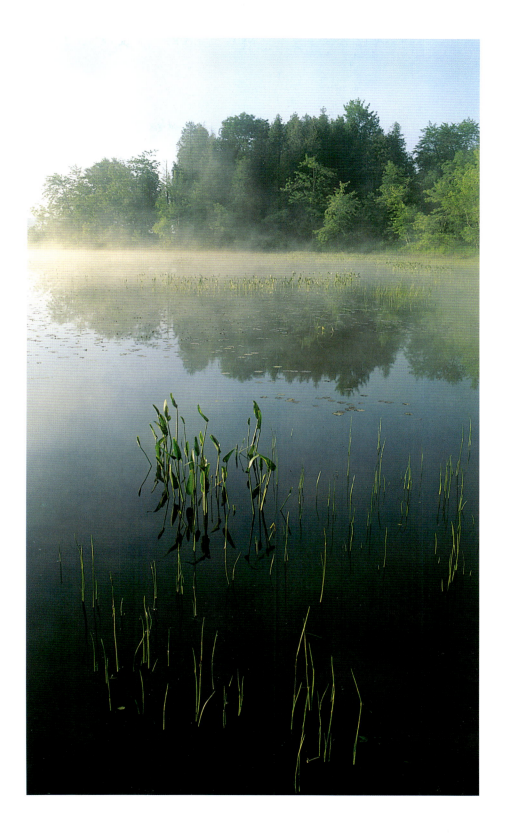

Reflexão Final

Depois das várias excursões pelo mundo dos resíduos nocivos e das toxinas e das respectivas medidas contrárias, a vida pode parecer perigosa e ameaçadora. No entanto, tudo seria muito simples se tomássemos com o nosso organismo os mesmos cuidados que há muito tempo estamos acostumados a tomar com o nosso carro. Sem exceção, nesses modernos "postos pustulentos" que, segundo as estatísticas, aos poucos fazem sombra aos restaurantes, fica claro como usamos duas medidas. Em cada posto de gasolina oferecemos ao nosso carro as coisas mais gostosas e da melhor qualidade. Nunca o nosso carro é abastecido com gasolina normal só porque ela é mais barata ou porque chegamos mais depressa ao tanque que desejamos. Não, ali esperamos com toda a paciência. Ele só recebe óleo fresco e qualitativamente superior. Nunca ele tem de engolir óleo velho ou ofertas baratas especiais. Se compararmos com isso o que compramos em alimentos quase comestíveis e baratos para nós nas promoções, devemos ficar angustiados e com medo. No caixa dos postos de gasolina pagamos prontamente as contas cada vez mais altas dos derivados de petróleo de primeira qualidade. Sempre o que pagamos nesse mesmo caixa para a nossa própria alimentação, ao contrário, é de qualidade tão miseravelmente escolhida que deveríamos temer pela nossa vida. Essa coisa, que na melhor das hipóteses deve ser chamada de comida, mas nunca de alimento, nós empurramos para dentro de nós no caminho até o carro ou durante a viagem, sem prestar a mínima atenção. Assim o posto de abastecimento e o posto "pustulento" se transformam num verdadeiro posto de vergonha.

A grande maioria das pessoas dessa "sociedade de carros" se preocupa mais com a expectativa de vida dos motores dos carros

Se mimássemos o nosso corpo da mesma maneira que mimamos e cuidamos do nosso carro, todos seríamos muito mais saudáveis.

do que com a do seu próprio corpo. Enquanto levam regularmente os amados meios de transporte para uma inspeção, elas quase não se preocupam com o próprio corpo. O carro vai, justamente quando ainda é novo, para o exame regular — um serviço abrangente, é claro! Para si mesmas, as pessoas esperam e só procuram a cura quando quase tudo está quebrado; o médico prescreve a cura e a Previdência de Saúde paga. No caso do carro, ninguém é tão tolo de dirigir até chegar aos 80 mil quilômetros rodados e estragá-lo, para só então finalmente levá-lo à oficina para conserto e, a partir daí, retornar a cada mil quilômetros. Mas é exatamente esse o jogo que fazemos com o nosso organismo. Quem é que dá regularmente a si mesmo um serviço completo, uma troca total de óleo no sentido de uma cura de jejum? Naturalmente, examinamos regularmente o radiador do carro para ver se ainda tem água suficiente, senão o motor pode começar a ferver. Mas quem é que olha se tem água suficiente para não acumular resíduos nocivos no organismo? Quanto a isso, até mesmo os romanos antigos eram mais espertos, e já iam aos banhos quando jovens. Eles faziam curas com águas termais e banhos de lodo, muito antes de as articulações se romperem. Hoje conhecemos os mesmos banhos, mas já não os usamos para a profilaxia do corpo e da alma, mas quase somente para o combate à dor, quando enfim, já é tarde demais.

Do que você gosta mais — do seu carro ou da sua saúde? Se você se preocupa mais com um defeito da engrenagem do que com as dores no joelho, você deve rever urgentemente a sua mentalidade.

Naturalmente, prestamos atenção ao menor sintoma apresentado pelo carro e o interpretamos imediatamente. Muitas pessoas perdem a calma com o menor ruído de chocalho do seu brinquedo predileto; em compensação, os sintomas graves no seu corpo não as incomodam nem um pouco. No caso do carro, querem saber quase com fanatismo de onde provém qualquer ruído; à própria dor de cabeça, nem de longe dedicam tanta atenção. Quem é que interrompe uma viagem só porque o próprio coração parece falhar? No entanto, se o motor gagueja, vai-se diretamente para a oficina mais próxima. Quem é que aumentaria o volume do rádio para encobrir um ruído estranho do motor? Mas os sintomas do corpo são disfarçados com analgésicos, remédios psicofármacos e bloqueadores-beta.

Assim, a igualdade de direitos entre corpo e carroceria, entre coração e motor já é uma medida política da maior importância, que nos poderá poupar de uma grande quantidade de sofrimento causado por nós mesmos e muitos milhões em custos financeiros. Afinal, só temos de dar o primeiro passo e aceitar-nos de corpo e alma, assim como aceitamos o nosso carro. Se nos identificarmos com o próprio bem-estar como nos identificamos com o nosso carro, nos sentiremos muito melhor. Mas, a própria linguagem mostra-nos como estamos longe de fazer isso. Quando se trata do parceiro, dos parentes ou dos filhos, em geral usamos a distante terceira pessoa. Quando se fala da mulher e dos filhos dizemos "ela tem problemas com as despesas domésticas" e "eles têm dificuldades na escola". Até mesmo os próprios órgãos são contemplados à distância quando "os rins estão dando problema e eles apresentam tais e tais sintomas", já que quase sempre se trata de partes estranhas do corpo, que por acaso fazem parte do próprio corpo. Ao falar do carro, os males correspondentes estão em total identificação com o dono, "meu breque está emperrado", "minha engrenagem está desgastada" ou "meu motor está falhando". No que se refere à linguagem, o caminho até "meu coração precisa de dedicação" não é tão distante, e dali se pode perguntar: "Do que o meu estômago precisa agora, do que o meu corpo precisa, do que a minha alma precisa?" No mais tardar, em cada posto de abastecimento haverá uma boa oportunidade de lembrar-se disso e, assim sendo, de evitar uma intoxicação e impedir de antemão o acúmulo de resíduos nocivos.

A disposição de mudar é o primeiro passo. Assim que você fizer as primeiras experiências com as medidas de desintoxicação e eliminação de resíduos nocivos, os passos seguintes ficam cada vez mais fáceis.

Em tudo isso, o bom é que a saúde também é contagiosa, não só a doença. Onde forem construídos uma vez campos para rituais sadios de alimentação, onde os prazerosos hábitos regulares de desapego conquistaram seu lugar firme na vida, os hábitos nocivos diminuem por si mesmos. Naturalmente, o primeiro passo é o mais difícil, como bem sabe a voz do povo, mas cada um dos seguintes é mais fácil; os posteriores exigem alguma consciência, até que o novo campo sadio esteja ancorado com segurança na própria realidade. E então se trata de um pouco mais ainda. Como a mente controla a matéria e não a matéria à mente, estamos em condições de criar uma nova realidade para nós. Uma realidade livre de toxinas e de resíduos nocivos, porque estamos livres de pensamentos venenosos e do velho lastro mental. Quem viver cada novo dia como se fosse novo e abandonar o de ontem, em última análise, dará o maior passo.

É o que lhes desejo de todo o coração.

Bibliografia, cassetes e CDs

Obras de Rüdiger Dahlke

I. Sobre o tema deste livro

Die wunderbare Heilkraft des Atmens, Editora Integral, Munique, 2003.

Bewusst fasten. Ein Wegweiser zu neuen Erfahrungen [*Jejuar com consciência. Um indicador de caminho para novas experiências*], Editora Goldmann TB, Munique, 1980.

Mandalas der Welt. Ein Meditations- und Malbuch. Editora Heinrich Hugendubel, Munique, 1997. *Mandalas: Formas que representam a harmonia do cosmos e a energia divina*, publicado pela Editora Pensamento, São Paulo, 1991.]

Reisen nach Innen. Geführte Meditationen auf dem Weg zu sich selbst [*Viagens para dentro. Meditações orientadas no caminho para si mesmo*], Editora Heinrich Hugendubel, Munique, 1997.

Verdauungsprobleme. Be-Deutung und Chance von Magen-und Darmproblemen (com R. Hössl) [*Problemas digestivos. Significado e oportunidade dos problemas do estômago e intestino*], Editora Droemer Knaur, Munique, 1990.

II. Sobre a interpretação dos quadros mórbidos

Frauen-Heil-Kunde (com Margit Dahlke e Volker Zahn), Bertelsmann, Munique, 2000. [*A saúde da mulher*, publicado pela Editora Cultrix, São Paulo, 2005.]

Gewichtsprobleme. Be-Deutung und Chance von Über-und Untergewicht [*Problemas com o peso. Significado e oportunidade da obesidade e da magreza*], Editora Droemer Knaur, Munique, 1989.

Herz(ens)probleme. Be-Deutung und Chance von Herz-Kreislauf-Problemen [*Problemas do coração. Significado e oportunidade dos problemas cardíacos e circulatórios*], Editora Droemer Knaur, Munique, 1990.

Krankheit als Sprache der Seele. Be-Deutung und Chance der Krankheitsbilder. Editora Bertelsmann, Munique, 1992. [*A doença como linguagem da alma*, publicado pela Editora Cultrix, São Paulo, 1999.]

Krankheit als symbol. Handbuch der Psychosomatik, Editora Bertelsmann, Munique, 1996. [*A Doença como Símbolo*, publicado pela Editora Cultrix, São Paulo, 2000.]

Krankheit als Weg. Deutung und Bedeutung der Krankheitsbilder (com T. Dethlefsen). Editora Bertelsmann, Munique, 1983. [*A Doença como Caminho*, publicado pela Editora Cultrix, São Paulo, 1992.]

Lebenskrisen als Entwicklungschancen. Zeiten des Umbruchs und ihre Krankheitsbilder. Editora Betelsmann, Munique, 1995. [*As crises da vida como oportunidades de desenvolvimento*, publicado pela Editora Cultrix, São Paulo, 2005.]

Die Psychologie des blauen Dunstes. Be-Deutung und Chance des Rauchens [*A psicologia da fumaça azul. Significado e oportunidade do fumo*], Editora Droemer Knaur, Munique, 1989.

Outros

Agression als Chance. Editora Bertelsmann, Munique, 2003. [*A Agressão como Oportunidade*, publicado pela Editora Cultrix, São Paulo, 2005.]

Das Senkrechte Weltbild. Symbolisches Denken in astrologischen Urprinzipien (com Nicolaus Klein) [*O conceito do universo vertical. O pensamento simbólico nos princípios astrológicos primordiais*], Editora Heinrich Hugendubel, Munique, 1986.

Der Weg ins Leben (com Margit Dahlke e Volker Zahn), Editora Bertelsmann, Munique, 2001. [*O caminho para a vida*, publicado pela Editora Cultrix, São Paulo, 2005.]

Die Leichtigkeit des Schwebens. Beschwingte Wege zur Mitte [*A leveza do flutuar. Caminhos alados para o centro*], Editora Ludwig, Munique, 2001.

Die Säulen der Gesundheit. Körperintelligenz durch Bewegung, Ernährung und Entspannung (com Baldur Preiml e Franz Mühlbauer). [*Os Pilares da Saúde. Inteligência corporal por meio do movimento, alimentação e relaxamento*], Editora Heinrich Hugendubel, Munique, 2000.

Habakuck und Hibbelig. Das Märchen von der Welt (*Habakuck e Hibbelig*) [*O conto de fadas do mundo*], Editora Heyne, Munique, 1987.

Meditationsführer (com Margit Dahlke) [*Guia de meditação*], Editora Schirner, Darmstadt, 2000.

Spirituelles Lesebuch (com Margit Dahlke) [*Livro de leitura espiritual*], Editora Scherz, Berna, 1996.

Woran krankheit die Welt. Editora Riemann, Munique, 2001. [*Qual é a doença do mundo?*, publicado pela Editora Cultrix, São Paulo, 2004.]

Zauberworte der Heilung [*Palavras mágicas de cura*], Edição Ars, Munique, 2002.

Palestras em áudio e vídeo cassetes. Auditório Nertzwerk.

D-79379 Müllheim/Baden, Habspergstrasse 9 A.Tel: 07631-17 07 43.

Fax: 07631-17 07 45. E-mail:audionetz@aol.com

1. Der Mensch und die Welt sind eins [O ser humano e o mundo são um]. 2. Krankheit als Weg [A Doença como Caminho]. 3. Krankheitsbilder unserer Zeit [Quadros mórbidos do nosso tempo]. 4. Sucht und Suche [Vício e Busca]. 5. Fasten — Gesund durch Verzicht [Jejuar — saudável pela renúncia]. 6. Krankheit als Sprache der Seele [A Doença como Linguagem

da Alma]. 7. Heilung durch *Meditation — Reisen nach Innen* [Cura pela meditação — Viagens para dentro]. 8. Gesunder Egoismus — Gesunde Aggression [Egoísmo saudável — Agressão saudável]. 9. Lebenskrisen — Lebenschancen [As crises da vida como oportunidades de desenvolvimento]. 10. Medizin der Zukunft [Medicina do Futuro]. 11. Krankheit als symbol [A doença como Símbolo].12. Spirituelle Herausforderung [Desafio espiritual].

Meditações orientadas em cassete e CD pela editora Goldmann-Arkana-Audio, Munique.

Série "Medicina Integral" com os títulos: Relaxamento profundo. Médico interior, Fígado, problemas digestivos, problemas de peso, problemas do coração, pressão arterial baixa, fumo, câncer, alergia, problemas das costas, medo, problemas com o vício, dores de cabeça; crises da vida como oportunidades de desenvolvimento. Problemas femininos; começar o dia, *tinitus*, distúrbios do sono, problemas da pele, relacionamento conjugal, meditação da natureza, mandalas.

Meditações para crianças: animal de estimação, país dos contos de fada (com Margit Dahlke);

Rituais dos elementos, rituais de cura

Livro com CD Programa de Rüdiger Dahlke na Editora Goldmann, série Arkana-Audio, Munique, 2002:

"Angsfrei-leben" ["Viver sem medo"] (livro e CD)

"Rauchen" ["Fumar"] (livro e CD)

"Mein Idealgewicht" ["Meu peso ideal"] (livro e CD)

Outros livros

Leon Chaitow: *Natürliche Wege zu einem langen Leben* [*Caminhos naturais para a longevidade*], Editora Heinrich Hugendubel, Munique, 1994.

John Diamond: *Die heilende Kraft der Emotionen* [*A força curativa das emoções*], Editora para Cinesiologia Aplicada, Breslau, 1994.

Achim Eckert: *Das heilende Tao* [*O Tao curativo*], Editora Bauer, Friburgo, 1994.

Jaqueline Fessel/Martin Sulzberger: *Die Trennkost* [*A alimentação seletiva*], Editora AT, Aarau, 1994.

Susanne Fischer-Rizzi: *Botschaft an den Himmel* [*Mensagem ao céu*], Editora Hugendubel, Munique, 1996.

Wong Kiew Kit: *Die Kunst des Qi Gong* [*A arte do Qi Gong*], Editora Droemer Knaur, Munique, 1995.

Nicolaus Klein: *Auf den Schwingen des Drachen* [*No balanço do dragão*], Editora Heinrich Hugendubel, Munique, 1997.

Reinhard Schiller: *Heilige Hildegard — Entgiftung des Körpers* [*Santa Hildegard — desintoxicação do corpo*], Editora Econ, Düsseldorf, 1997.